普通高等教育“十三五”规划教材

全国普通高等教育基础医学类系列配套教材

供基础、临床、预防、口腔、护理等医学类专业使用

病理生理学思维导图学习指导

U0389084

李　飞　李　霞　主编

科学出版社
北　京

内 容 简 介

《病理生理学思维导图学习指导》共有14章，包括疾病概论、疾病病理过程和器官病理生理学等病理生理学重点讲述的内容。本书按照《病理生理学》教材的主要内容编写了学习要求与主要内容、章节知识点思维导图和复习思考题，帮助读者对章节内容进行整理和总结，供学习者对本章节内容进行复习。复习思考题共分为三部分：选择题、判断题和问答题。其中选择题包括单项选择题（A型题、B型题）和多项选择题。各部分复习思考题均附有参考答案。

本书可供临床医学专业与非临床医学专业的本科生学习使用，也可作为住院医师培训、执业医师资格考试、临床医生和研究生考试的参考书。

图书在版编目（CIP）数据

病理生理学思维导图学习指导 / 李飞，李霞主编. —北京：科学出版社，2018.1

普通高等教育“十三五”规划教材·全国普通高等教育基础医学类系列配套教材

ISBN 978-7-03-055682-0

Ⅰ. ①病…　Ⅱ. ①李…　②李…　Ⅲ. ①病理生理学–高等学校–教学参考资料　Ⅳ. ①R363

中国版本图书馆CIP数据核字（2017）第292565号

责任编辑：王　颖 / 责任校对：郭瑞芝

责任印制：赵　博 / 封面设计：陈　敬

科学出版社 出版

北京东黄城根北街16号

邮政编码: 100717

http://www.sciencep.com

天津文林印务有限公司 印刷

科学出版社发行　各地新华书店经销

*

2018年1月第　一　版　　开本：787×1092　1/16

2021年1月第 五 次印刷　　印张：8　1/4

字数：165 000

定价：29.80元

（如有印装质量问题，我社负责调换）

全国普通高等教育基础医学类

系列配套教材

专家指导委员会

主任委员

李昌龙

副主任委员

王应雄　孙　俊　程晓斌　胡华强

委　员

（以姓氏笔画为序）

王应雄（重庆医科大学）
王聚乐（西藏大学）
龙汉安（西南医科大学）
庄田畋（贵阳中医学院）
阮绪芝（湖北医药学院）
孙　俊（昆明医科大学）
李昌龙（四川大学华西基础医学与法医学院）
杨　林（成都大学）
杨　明（贵州医科大学）
余华荣（重庆医科大学）
张　波（川北医学院）
张本斯（大理大学）
张宗诚（成都医学院）
罗军敏（遵义医学院）
胡华强（中国科技出版传媒股份有限公司）
柯亨宁（宁夏医科大学）
钟近洁（新疆医科大学）
夏　阳（电子科技大学医学院）
高永翔（成都中医药大学）
淤泽溥（云南中医学院）
梁伟波（四川大学华西基础医学与法医学院）
韩　毅（昆明医科大学）
程晓斌（陆军军医大学）

《病理生理学思维导图学习指导》编写委员会

主　编

李　飞　李　霞

副主编

张　颖[1]　陈　静　冯　蕊

编　委

（以姓氏笔画为序）

王　茜　冯　蕊　刘　跃　李　飞

李　霞　张　颖[1]　张　颖[2]　张川莾

陈　静　龚　敏　彭滟程　谭　恒

1 昆明医科大学海源学院

2 昆明医科大学

前　　言

本书为病理生理学的辅导用书，突出了实用性、应试性和自学性，注重学生临床思维培养，利用思维导图的模式整合病理生理学各章节内容，促进学生对病理生理学的理解。本书共14章，每章均包括章节思维导图和复习思考题，帮助读者对章节内容进行整理和总结，供学习者对本章节内容进行复习。

本书由多名长期从事病理生理学一线教学工作的教师参与编写，他们在教学中积累了丰富的经验，对病理生理学教材内容具有较强的整合能力，利用思维导图的思考方式将病理生理学内容进行重构，以期能帮助学生建立临床思维能力，同时提高学生的应试水平。

本书是第一次将完整的章节内容以思维导图的模式呈现，改变以往一个知识点一个逻辑图的方式，促进学生建立完整的章节结构，学会从多个角度对同一问题进行分析和判断。

由于水平有限，书稿不妥之处在所难免，敬请使用本书的师生指正。

编　者

2017年12月

目　　录

前言
第一章　绪论 …… 1
一、学习要求与主要内容 …… 1
二、复习思考题 …… 1
三、复习思考题参考答案及解析 …… 2
第二章　疾病概论 …… 4
一、学习要求与主要内容 …… 4
二、章节知识点思维导图 …… 5
三、复习思考题 …… 5
四、复习思考题参考答案及解析 …… 7
第三章　水、电解质代谢紊乱 …… 10
一、学习要求与主要内容 …… 10
二、章节知识点思维导图 …… 11
三、复习思考题 …… 13
四、复习思考题参考答案及解析 …… 17
第四章　酸碱平衡紊乱 …… 22
一、学习要求与主要内容 …… 22
二、章节知识点思维导图 …… 23
三、复习思考题 …… 23
四、复习思考题参考答案及解析 …… 28
第五章　缺氧 …… 33
一、学习要求与主要内容 …… 33
二、章节知识点思维导图 …… 34
三、复习思考题 …… 35
四、复习思考题参考答案及解析 …… 38
第六章　发热 …… 41
一、学习要求与主要内容 …… 41
二、章节知识点思维导图 …… 42
三、复习思考题 …… 42
四、复习思考题参考答案及解析 …… 45
第七章　休克 …… 49
一、学习要求与主要内容 …… 49
二、章节知识点思维导图 …… 50
三、复习思考题 …… 52
四、复习思考题参考答案及解析 …… 55
第八章　弥散性血管内凝血 …… 61
一、学习要求与主要内容 …… 61
二、章节知识点思维导图 …… 62
三、复习思考题 …… 62
四、复习思考题参考答案及解析 …… 65
第九章　应激 …… 69
一、学习要求与主要内容 …… 69
二、章节知识点思维导图 …… 70
三、复习思考题 …… 70
四、复习思考题参考答案及解析 …… 74

第十章　缺血-再灌注损伤……77
一、学习要求与主要内容……77
二、章节知识点思维导图……78
三、复习思考题……78
四、复习思考题参考答案及解析……81
第十一章　心功能不全……85
一、学习要求与主要内容……85
二、章节知识点思维导图……86
三、复习思考题……87
四、复习思考题参考答案及解析……91
第十二章　呼吸功能不全……95
一、学习要求与主要内容……95
二、章节知识点思维导图……96
三、复习思考题……97
四、复习思考题参考答案及解析……101
第十三章　肝性脑病……104
一、学习要求与主要内容……104
二、章节知识点思维导图……105
三、复习思考题……106
四、复习思考题参考答案及解析……109
第十四章　肾功能不全……114
一、学习要求与主要内容……114
二、章节知识点思维导图……115
三、复习思考题……116
四、复习思考题参考答案及解析……120

第一章 绪 论

一、学习要求与主要内容

（一）目的要求

1. 掌握病理生理学的概念和任务。
2. 熟悉病理生理学的学科地位、作用和主要内容。
3. 了解病理生理学的主要研究方法和发展简史。

（二）主要内容

1. 基本概念：病理生理学、基本病理过程、各系统病理生理学。

2. 病理生理学的基本任务：研究疾病发生发展规律与机制，为疾病的防治提供理论和实验依据。

3. 学科性质：病理生理学在基础与临床各学科间起承前启后的作用，它是一门沟通基础医学与临床医学的桥梁学科。

二、复习思考题

（一）单项选择题

【A 型题】

1. 病理生理学是研究
   A. 正常人体生命活动规律的科学　　B. 正常人体形态结构的科学
   C. 患病机体生命活动规律的科学　　D. 患病机体形态结构变化的科学
   E. 疾病的表现及治疗的科学
2. 病理生理学的主要任务是研究
   A. 致病因素的种类及作用方式　　B. 疾病时机体的代偿方式及其调节
   C. 疾病时细胞的形态结构变化　　D. 疾病发生发展和转归的规律
   E. 疾病的症状和体征

3. 疾病概论主要论述的是
   A. 疾病发生的原因与条件
   B. 患病机体的功能、代谢的动态变化及机制
   C. 疾病发生发展和转归的一般规律与机制
   D. 基本病理过程的发生机制
   E. 疾病中具有普遍规律性的问题
4. 各系统病理生理学主要讲述的是
   A. 每一种疾病所涉及的病理生理学问题
   B. 机体重要系统在不同疾病中出现的常见的共同的病理生理变化
   C. 各系统的不同疾病所共有的致病因素
   D. 在多种疾病过程中出现的共同的成套的病理变化
   E. 各系统的每一种疾病所特有的病理生理变化

【B 型题】

（5～7）
   A. 病理生理学任务　　B. 病理生理学各论
   C. 病理生理学研究的对象　　D. 病理生理学总论
   E. 基本病理过程
5. 心力衰竭属于
6. 疾病概论属于
7. 酸碱平衡紊乱属于

（二）多项选择题

下述哪项不属于基本病理过程
   A. 肺炎　　B. 休克　　C. 缺氧　　D. 疟疾　　E. 水肿

（三）判断题

1. 病理生理学是一门研究正常人体生理功能的学科。（　　）
2. 基本病理过程是指不同疾病中成套的、共同的功能、代谢和结构变化。（　　）

（四）问答题

1. 病理生理学的主要任务是什么?
2. 什么是基本病理过程?试举例说明。

三、复习思考题参考答案及解析

（一）单项选择题

【A 型题】

1. [答案] C

[题解] ①研究对象是患者；②疾病时机体功能、代谢的变化。

2. [答案] D

[题解] 病理生理学的任务是研究疾病发生发展及转归的一般规律与机制。

3. [答案] E

[题解] 主要讨论疾病的概念，疾病发生发展中的普遍规律，即病因和疾病的一般规律，为正确理解和掌握具体疾病的特殊规律打下基础。

4. [答案] B

[题解] 主要论述体内几个主要系统的某些疾病在发生、发展过程中可能出现一些常见而共同的病理过程。临床上称为综合征（syndrome）。如心力衰竭，呼吸衰竭，肝、肾功能衰竭等。

【B 型题】

5. [答案] B 6. [答案] D 7. [答案] E

（二）多项选择题

[答案] AD

[题解] 休克、缺氧、水肿属病理过程。肺炎是由肺炎球菌引起的肺的炎症性疾病。疟疾是由疟原虫引起的寄生虫病。

（三）判断题

1. [答案] × 2. [答案] √

（四）问答题

1. [答题要点] ①研究疾病发生、发展的一般规率与机制，包括病因学、发病学、疾病的转归。②研究患病机体的功能、代谢变化和发生机制。

2. [答题要点] 又称病理过程。（详见教材）

第二章 疾病概论

一、学习要求与主要内容

（一）目的要求

1. 掌握健康的概念，疾病发生的原因、条件和诱因，疾病发生发展的一般规律，疾病发生发展的基本机制，传统死亡和脑死亡的标志及判定标准。

2. 熟悉健康、疾病、死亡、脑死亡的概念。

3. 了解传统死亡的观念。

（二）主要内容

1. 基本概念：健康与疾病、病因学与发病学、死亡与脑死亡。

2. 疾病发生的原因。

3. 疾病发生的条件。

4. 原因和条件的辩证关系。

5. 疾病发生发展的一般规律：①自稳调节紊乱规律；②因果转化规律；③局部与整体的统一规律。

6. 疾病发生发展的基本机制：①神经机制；②体液机制；③组织细胞机制；④分子机制。

7. 疾病的转归。

二、章节知识点思维导图

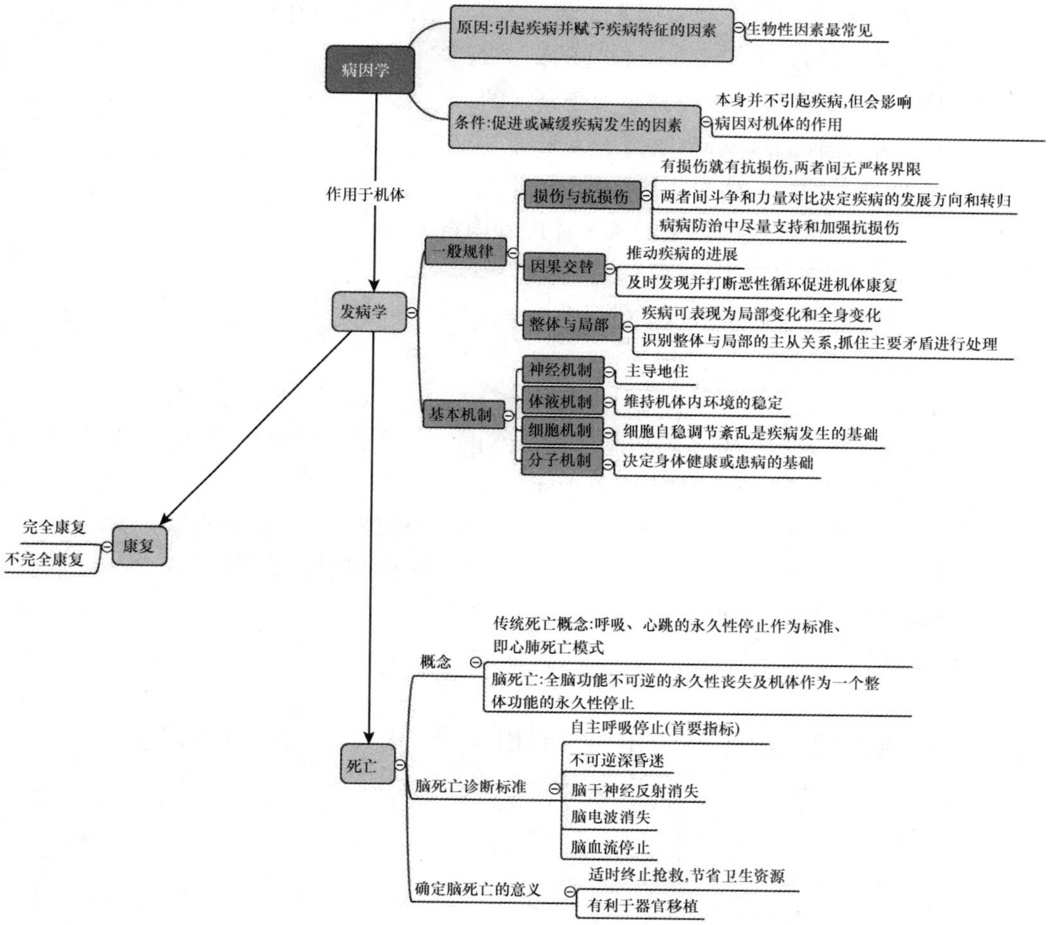

三、复习思考题

(一)单项选择题

【A 型题】

1. 疾病的概念是指
   A. 在致病因子的作用下，躯体上、精神上及社会上的不良状态
   B. 在致病因子的作用下出现的共同的、成套的功能、代谢和结构的变化
   C. 在病因作用下，因机体自稳调节紊乱而发生的异常生命活动过程
   D. 机体与外界环境间的协调发生障碍的异常生命活动
   E. 生命活动中的表现形式，体内各种功能活动进行性下降的过程

2. 关于疾病原因的概念下列哪项是正确的
   A. 引起疾病发生的致病因素　　B. 引起疾病发生的体内因素
   C. 引起疾病发生的体外因素　　D. 引起疾病发生的体内外因素
   E. 引起疾病并决定疾病特异性的特定因素
3. 下列对疾病条件的叙述哪一项是错误的
   A. 条件是左右疾病对机体的影响因素
   B. 条件是疾病发生必不可少的因素
   C. 条件是影响疾病发生的各种体内外因素
   D. 某些条件可以促进疾病的发生
   E. 某些条件可以延缓疾病的发生
4. 死亡的概念是指
   A. 心跳停止　　B. 呼吸停止　　C. 各种反射消失
   D. 机体作为一个整体的功能永久性停止　　E. 体内所有细胞解体死亡
5. 下列哪项是诊断脑死亡的首要指标
   A. 瞳孔散大或固定　　B. 脑电波消失，呈平直线
   C. 自主呼吸停止　　D. 脑干神经反射消失
   E. 不可逆性深昏迷

【B 型题】

（6～9）
   A. 遗传性因素　　B. 免疫性因素　　C. 生物性因素
   D. 营养性因素　　E. 先天性因素
6. 白化病的致病因素属于
7. 法洛四联症的致病因素属于
8. 溃疡性结肠炎的致病因素属于
9. 疟疾的致病因素属于

（10～12）
   A. 风疹　　B. 系统性红斑狼疮　　C. 支气管哮喘
   D. 艾滋病　　E. 先天愚型
10. 属于自身免疫性疾病的是
11. 属免疫缺陷性疾病的是
12. 属遗传性疾病的是

（二）多项选择题

1. 下列哪些有关病因学的叙述是正确的
   A. 任何疾病都有病因　　B. 有病因存在就一定会发病

C. 条件本身不能直接引起疾病　　D. 疾病和条件的划分是相对的
E. 能够促进疾病发生的条件是诱因

2. 肥胖、运动过少、吸烟、糖尿病和高血压是动脉粥样硬化的
A. 条件　B. 原因　C. 诱因　D. 危险因素　E. 发生机制

3. 抗损伤作用包括
A. 防御　B. 适应　C. 代偿　D. 再生　E. 以上均不是

（三）判断题

1. 疾病发生、发展中原因与条件是相对的。(　　)
2. 肝炎病毒是病毒性肝炎的条件，而不洁饮食是其原因。(　　)
3. 损伤与抗损伤之间有着严格的界限，无法相互转化。(　　)

（四）问答题

1. 简述脑死亡的诊断标准。

2. 某作业工人在电力操作中不慎触电，约 10min 后被人发现，立即给予人工呼吸、胸外按压等紧急抢救措施，15min 后心跳和自主呼吸均未恢复，对外界刺激不发生任何反应，出现瞳孔散大，对光反射消失。该工人是否已死亡？请说明理由。

四、复习思考题参考答案及解析

（一）单项选择题

【A 型题】

1. [答案]　C

[题解]　是机体在一定条件下，病因损害作用→机体→机体自稳调节紊乱→异常生命活动过程。

2. [答案]　E

[题解]　疾病发生的原因简称病因，又称致病因素。是指作用于机体的众多因素中，能引起疾病并赋予该疾病特征的因素。

3. [答案]　C

[题解]　疾病发生的条件是指那些能够影响疾病发生的各种体内、外因素。它们本身不引起疾病，但可以促进或阻碍疾病的发生。如营养、过劳等。

4. [答案]　D

[题解]　目前一般认为死亡是指机体作为一个整体的功能永久性停止，但并不意味着各器官组织同时均死亡。其标志是脑死亡。

5. [答案]　C

[题解]　脑干是心跳呼吸的中枢，脑干死亡以心跳呼吸停止为标准，但心肌有自律性，脑干死亡后的一段时间还有微弱的心跳，而呼吸必须用人工呼吸机维持，因此把自主呼吸停止作为临床脑死亡的首要指标。

【B 型题】

6. [答案]　A

[题解]　白化病的患者则是由于机体中缺少一种酶——酪氨酸酶，患者体内的黑色素细胞不能将酪氨酸酶变成黑色素。机体中控制酪氨酸酶的基因位于第 11 号常染色体上。因此在遗传的方式上白化病属于常染色体上的隐性遗传。

7. [答案]　E

[题解]　先天性心脏病与妇女怀孕期患风疹有关。

8. [答案]　B

[题解]　在溃疡性结肠炎的发病机制中的作用与意义尚未得出结论。有人发现某些侵犯肠壁的病原体和人结肠上皮细胞的蛋白质之间有共同的抗原性，从而推论患者的结肠黏膜经病原体重复感染后可能诱导体内产生对于自身上皮具有杀伤作用的抗体、免疫复合物或免疫淋巴细胞。

9. [答案]　C

[题解]　疟疾是由疟原虫经按蚊叮咬传播的寄生虫病。

10. [答案]　B　11. [答案]　D　12. [答案]　E

（二）多项选择题

1. [答案]　ACDE

[题解]　病因是作用于机体的众多因素中，能引起疾病并赋予该病特征的因素。病因在一定条件下发挥致病作用。

2. [答案]　ABCD

[题解]　肥胖、运动过少、吸烟、糖尿病和高血压即是动脉粥样硬化的条件、原因、诱因，又是动脉粥样硬化的危险因素。以上这些因素是动脉粥样硬化的危险因素，都与动脉粥样硬化发生有关。这些因素可能是动脉粥样硬化的原因或条件，也可能是促其发生的诱因。

3. [答案]　ABCD

[题解]　抗损伤是机体的防御机制，又是机体的代偿适应反应。

（三）判断题

1. [答案]　√　2. [答案]　×

[题解]　肝炎病毒是病毒性肝炎的原因，而不洁饮食是其条件。

3. [答案] ×

[题解] 损伤与抗损伤之间没有着严格的界限，可以相互转化。

（四）问答题

1. [答题要点] ①呼吸心跳停止，特别是自主呼吸停止；②不可逆性深昏迷；③脑干神经反射消失；④瞳孔散大或固定；⑤脑电波消失；⑥脑血液循环停止。

2. [答题要点] 该工人已发生脑死亡。因为其在被发现之前已有大约10min的完全缺氧时间，而大脑在缺氧5～6min后即可出现不可逆性损伤。且经15min抢救，心跳、自主呼吸均未恢复，对外界刺激不发生任何反应，出现瞳孔散大，对光反射消失。所以该工人已处于脑死亡。

第三章　水、电解质代谢紊乱

一、学习要求与主要内容

（一）目的要求

1. 掌握水、钠代谢障碍的分类和概念，产生原因和机制及其对机体的影响。
2. 掌握水肿的概念、发病机制及各类水肿的特点。
3. 掌握高钾血症和低钾血症的概念，发生原因、机制及其对机体的影响。
4. 熟悉钙磷代谢紊乱的原因、机制和对机体的影响。
5. 了解镁代谢紊乱的原因、机制和对机体的影响。

（二）主要内容

1. 基本概念：高渗性脱水、低渗性脱水、水肿、高钾血症及低钾血症、高钙血症。

2. 水钠代谢障碍的分类

（1）低钠血症：①低容量性低钠血症（低渗性脱水）；②高容量性低钠血症；③等容量性低钠血症。

（2）正常血钠性水过多（水肿）。

（3）高钠血症：①低容量性高钠血症（高渗性脱水）；②高容量性高钠血症；③等容量性高钠血症。

3. 脱水

（1）高渗性脱水：①概念；②原因：饮水不足、失水过多；③对机体的影响，细胞外渗透压升高、抗利尿激素（ADH）分泌增多、口渴；尿少、脱水热及中枢神经系统（CNS）功能障碍等。

（2）低渗性脱水：①概念；②原因，丢失大量体液而只补水，经肾大量丢钠；③对机体的影响，细胞外渗透压下降、醛固酮分泌增多、尿钠减少；外周循环衰竭、中枢神经系统（CNS）功能障碍等。

（3）等渗性脱水：①概念；②原因，丢失大量体液；③对机体的影响，细胞外液减少，抗利尿激素（ADH）和醛固酮分泌增多，尿量减少，尿钠减少。

4. 水肿

（1）概念。

（2）基本机制：①血管内外液交换失衡，毛细血管流体静压增高、毛细血管壁通透性增高、血浆胶体渗透压降低、淋巴液回流障碍；②体内钠水潴留，肾小球滤过率降低、肾小管对钠水重吸收增多。

（3）常见水肿类型及其发病机制：①心性水肿；②肾性水肿；③肝性水肿；④肺水肿；⑤脑水肿。

5. 钾代谢紊乱

（1）低钾血症：①概念；②原因，摄入不足、经消化道或肾丢失过多，钾从细胞外转入细胞内；③对机体的影响，神经肌肉兴奋性降低；心肌兴奋性升高，自律性升高，传导性降低，收缩性减弱；代谢性碱中毒。

（2）高钾血症：①概念；②原因，肾脏排钾障碍，细胞内钾大量逸出；③对机体的影响，轻度高钾神经肌肉兴奋性增高，严重时神经肌肉兴奋性降低；轻度高钾心肌兴奋性增高，严重时兴奋性降低、传导性、自律性、收缩性都降低；代谢性酸中毒。

二、章节知识点思维导图

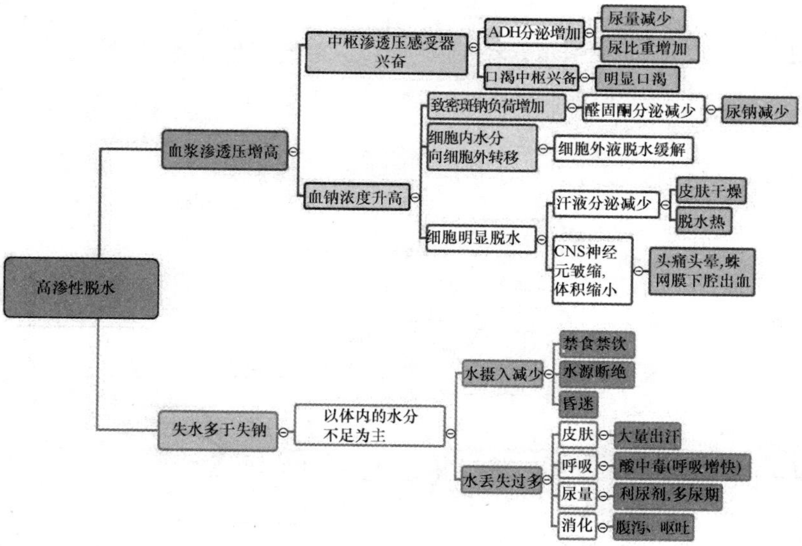

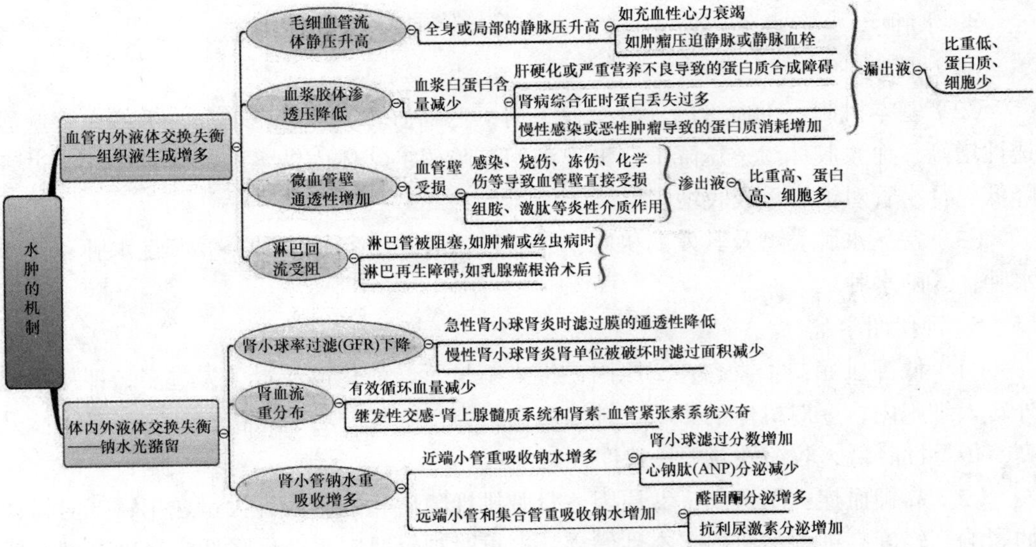

水肿的机制
血管内外液体交换失衡——组织液生成增多
毛细血管流体静压升高
全身或局部的静脉压升高
如充血性心力衰竭
如肿瘤压迫静脉或静脉血栓
血浆胶体渗透压降低
血浆白蛋白含量减少
肝硬化或严重营养不良导致的蛋白质合成障碍
肾病综合征时蛋白丢失过多
慢性感染或恶性肿瘤导致的蛋白质消耗增加
漏出液
比重低、蛋白质、细胞少
微血管壁通透性增加
血管壁受损
感染、烧伤、冻伤、化学伤等导致血管壁直接受损
组胺、激肽等炎性介质作用
渗出液
比重高、蛋白高、细胞多
淋巴回流受阻
淋巴管被阻塞,如肿瘤或丝虫病时
淋巴再生障碍,如乳腺癌根治术后
体内外液体交换失衡——钠水光潴留
肾小球率过滤(GFR)下降
急性肾小球肾炎时滤过膜的通透性降低
慢性肾小球肾炎肾单位被破坏时滤过面积减少
肾血流重分布
有效循环血量减少
继发性交感-肾上腺髓质系统和肾素-血管紧张素系统兴奋
肾小管钠水重吸收增多
近端小管重吸收钠水增多
肾小球滤过分数增加
心钠肽(ANP)分泌减少
远端小管和集合管重吸收钠水增加
醛固酮分泌增多
抗利尿激素分泌增加

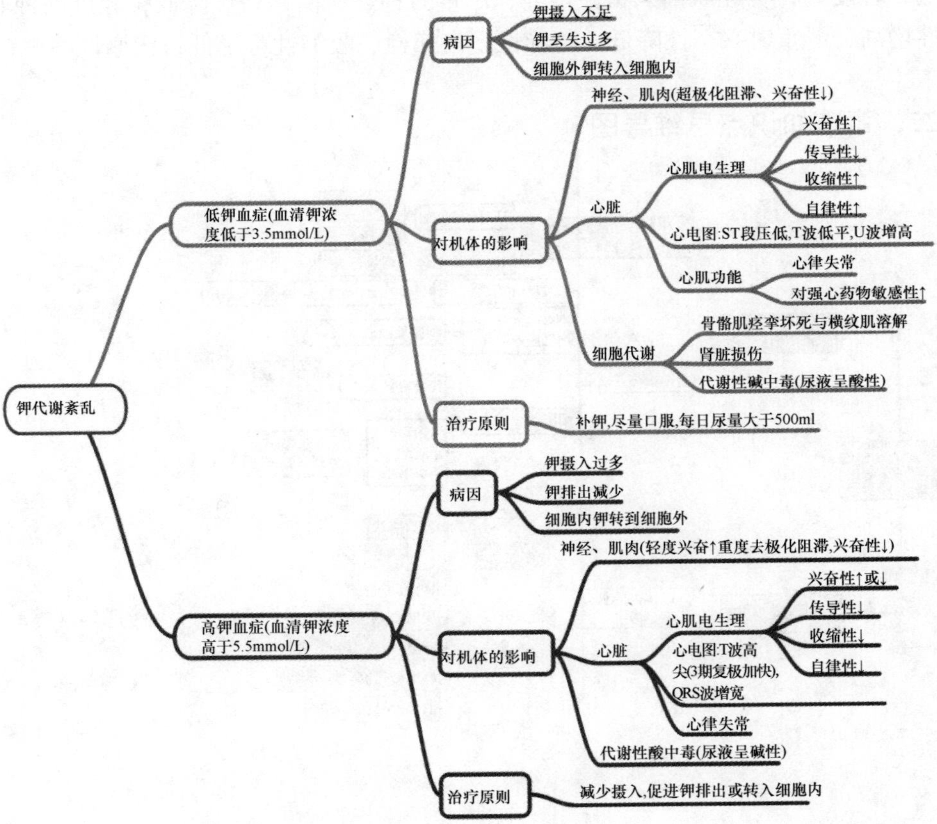

钾代谢紊乱
低钾血症(血清钾浓度低于3.5mmol/L)
病因
钾摄入不足
钾丢失过多
细胞外钾转入细胞内
对机体的影响
神经、肌肉(超极化阻滞、兴奋性↓)
心脏
心肌电生理
兴奋性↑
传导性↓
收缩性↑
自律性↑
心电图:ST段压低,T波低平,U波增高
心肌功能
心律失常
对强心药物敏感性↑
细胞代谢
骨骼肌痉挛坏死与横纹肌溶解
肾脏损伤
代谢性碱中毒(尿液呈酸性)
治疗原则
补钾,尽量口服,每日尿量大于500ml
高钾血症(血清钾浓度高于5.5mmol/L)
病因
钾摄入过多
钾排出减少
细胞内钾转到细胞外
对机体的影响
神经、肌肉(轻度兴奋↑重度去极化阻滞,兴奋性↓)
心脏
心肌电生理
兴奋性↑或↓
传导性↓
收缩性↓
自律性↓
心电图:T波高尖(3期复极加快),QRS波增宽
心律失常
代谢性酸中毒(尿液呈碱性)
治疗原则
减少摄入,促进钾排出或转入细胞内

三、复习思考题

（一）单项选择题

【A 型题】

1. 高渗性脱水患者尿量减少的主要机制
   A. 细胞外液渗透压升高，刺激下丘脑渴中枢
   B. 细胞外液渗透压升高，刺激下丘脑渗透压感受器，ADH 分泌增加
   C. 肾血流减少　D. 细胞内液减少　E. 细胞外液减少
2. 脱水热产生的原因是
   A. 散热减少　B. 产热增加　C. 体温调节中枢功能障碍
   D. 体温调节中枢调定点上移　E. 产热增加和散热减少
3. 患者口渴，尿少，尿中钠高，血清钠＞150mmol/L，其水与电解质平衡紊乱的类型是
   A. 等渗性脱水　B. 水中毒　C. 高渗性脱水
   D. 水肿　E. 低渗性脱水
4. 高烧患者出汗多，呼吸增快，易出现
   A. 高渗性脱水　B. 低渗性脱水　C. 等渗性脱水
   D. 水中毒　E. 低钠血症
5. 低渗性脱水时，首先出现
   A. 细胞外液渗透压升高　B. 细胞外液渗透压降低
   C. 血浆渗透压增加　D. 组织间液渗透压增加
   E. 细胞外液渗透压正常
6. 低渗性脱水时主要脱水部位是
   A. 细胞内液　B. 细胞外液　C. 血浆　D. 淋巴　E. 细胞内外液
7. 下列哪一类水及电解质代谢紊乱早期易发生休克
   A. 低渗性脱水　B. 高渗性脱水　C. 水中毒　D. 低钾血症　E. 高钾血症
8. 低渗性脱水时体液丢失的特点是
   A. 细胞内、外液均减少，但以细胞内液减少为主
   B. 细胞内液并未丢失，主要是细胞外液明显减少
   C. 细胞内液无丢失，仅仅丢失血浆
   D. 细胞内液无丢失，仅仅丢失组织间液
   E. 细胞内、外液均明显减少
9. 不同类型脱水的分型依据是
   A. 体液丢失的总量　B. 细胞外液丢失的总量
   C. 细胞外液的渗透压　D. 细胞外液的胶体渗透压

E. 细胞内液丢失的总量

10. 给严重低渗性脱水患者输入大量水分而未补钠盐可引起

A. 高渗性脱水 B. 等渗性脱水 C. 水中毒 D. 低钾血症 E. 水肿

11. 下列哪一项不是低钾血症的原因

A. 长期使用呋塞米 B. 代谢性酸中毒 C. 禁食

D. 肾上腺皮质功能亢进 E. 代谢性碱中毒

12. 急性轻度低钾血症对心肌组织的影响是

A. 心肌兴奋性增高、传导性增高、自律性增高、收缩性增高

B. 心肌兴奋性增高、传导性降低、自律性增高、收缩性增高

C. 心肌兴奋性降低、传导性降低、自律性降低、收缩性降低

D. 心肌兴奋性增高、传导性增高、自律性降低、收缩性降低

E. 心肌兴奋性降低、传导性降低、自律性增高、收缩性增高

13. 某患者接受消化道手术后禁食一周，仅静脉输入葡萄糖盐水，此患者最容易发生的电解质紊乱是

A. 低血钠 B. 低血钙 C. 低血镁 D. 低血磷 E. 低血钾

14. 经肾丢失钾过多可见于

A. 肾上腺皮质功能低下 B. 长期应用一些噻嗪类利尿剂、利尿酸、呋塞米

C. 用螺内酯利尿 D. 用氨苯蝶啶利尿

E. 垂体功能低下

15. 细胞内的钾转移到细胞外引起高钾血症见于

A. 碱中毒 B. 静脉输入大量葡萄糖 C. 静脉输入大量胰岛素

D. 使用利尿剂 E. 静脉输入大量氨基酸

16. 大面积肌肉挤压伤患者易出现

A. 低钾血症 B. 低镁血症 C. 低钠血症 D. 高钠血症 E. 高钾血症

17. 急性轻度高钾血症对神经肌肉的影响是

A. 兴奋性增高，肌肉软弱无力 B. 兴奋性降低，肌肉迟缓性麻痹

C. 兴奋性增高，肌肉迟缓性麻痹 D. 兴奋性降低，肌肉软弱无力

E. 兴奋性增高，感觉异常，肌肉疼痛，肌束震颤

18. 下列何种情况最易引起高钾血症

A. 急性肾衰竭多尿期 B. 原发性醛固酮增多症 C. 大量应用呋塞米

D. 大量应用氨苯蝶啶 E. 大量应用胰岛素

19. 低渗性脱水早期出现循环衰竭症状是由于

A. 细胞内液减少 B. 细胞外液增加 C. 组织间液减少

D. 血浆减少 E. 细胞内、外液减少

20. 高钾血症和低钾血症均可引起

A. 代谢性酸中毒　B. 代谢性碱中毒　C. 肾小管泌氢增加
D. 心律失常　E. 肾小管泌钾增加

【B 型题】

（21～24）
A. 高渗性脱水　B. 低渗性脱水　C. 等渗性脱水　D. 水中毒　E. 水肿
21. 血钠浓度正常而细胞外液减少见于
22. 血钠浓度增高而细胞内液减少见于
23. 血钠浓度降低而细胞外液减少见于
24. 血钠浓度降低而细胞内、外液均增加见于

（25～28）
A. 高渗性脱水　B. 低渗性脱水　C. 等渗性脱水　D. 水中毒　E. 水肿
25. 急性肾衰竭少尿期摄入水过多可发生
26. 丧失大量消化液只补充水可发生
27. 麻痹性肠梗阻时易发生
28. 极度衰弱患者自己不能饮水可发生

（29～32）
A. 神经肌肉兴奋性降低　B. 神经肌肉兴奋性升高
C. 神经肌肉兴奋性变化不明显　D. 神经肌肉兴奋性先降低后升高
E. 神经肌肉兴奋性先增高后降低
29. 急性低钾血症
30. 急性轻度高钾血症
31. 慢性低钾血症
32. 急性重度高钾血症

（33～36）
A. 低渗性脱水　B. 高渗性脱水　C. 低钾血症　D. 高钾血症　E. 低镁血症
33. 口服补钾或静脉低浓度、慢速补钾可治疗
34. 补水为主、补钠为辅可治疗
35. 葡萄糖和胰岛素静脉输入可治疗
36. 适量补充盐水以恢复细胞外液渗透压和容量可治疗

（37～40）
A. 高渗性脱水　B. 低渗性脱水　C. 等渗性脱水　D. 水中毒　E. 水肿
37. 任何等渗性液体大量丢失的早期可引起
38. 肾排水能力降低时摄水过多可引起
39. 肾排钠、水减少致钠、水在体内潴留可引起
40. 水的摄入不足及经皮肤、肺丢失水分过多可引起

（41～43）

A. 水肿一般先出现于面部和眼睑

B. 水肿一般先出现于身体的低垂部位

C. 常见腹水而全身水肿不明显

D. 皮肤压之不凹陷但体重可突然增加

E. 水肿几乎只见于妇女，以中年妇女多见

41. 心性水肿的特征是

42. 肾性水肿的特征是

43. 肝性水肿的特征是

（二）多项选择题

1. 导致血管内、外液体交换失衡的因素有

A. 醛固酮分泌增多　B. 毛细血管流体静压增高

C. 血浆胶体渗透压下降　D. ADH 分泌增多　E. 微血管壁通透性增高

2. 导致体内、外液体交换失衡的因素有

A. 醛固酮分泌增多　B. 毛细血管流体静压增高

C. 肾血流量减少　D. ADH 分泌增多　E. 微血管壁通透性增高

3. 腹泻引起低钾血症的机制是

A. 醛固酮分泌增多　B. 代谢性酸中毒　C. 肠道吸收减少

D. 低镁血症　E. 以上都不是

4. 钙剂可对抗严重高钾血症的心肌毒性是由于

A. 心肌兴奋性增高　B. 心肌收缩性增高　C. 阈电位上移

D. 静息电位下移　E. 恢复心肌传导性

5. 促使钾转移进入细胞内的因素包括

A. 糖原合成增加　B. 急性碱中毒　C. 挤压综合征

D. 酸中毒　E. 钡中毒

（三）判断题

1. 严重呕吐和腹泻持续时间较长而未经任何处理可引起低容量性高钠血症。(　　)

2. 低容量性低钠血症（低渗性脱水）的患者，体液丢失的特点是细胞内液无丢的失，仅丢细胞外液。(　　)

3. 最易发生脱水热的水与电解质紊乱是低容量性高钠血症。(　　)

4. 低容量性高钠血症最易发生外周循环障碍。(　　)

5. 水肿发生的基本机制包括血管内、外液体交换失衡和钠水潴留两大类。(　　)

6. 过多过快地给患者输液、输血可以引起肺水肿。(　　)

7. 低钾血症的突出表现是神经肌肉的症状。(　　)

8. 高钾血症引起代谢性酸中毒而尿液呈酸性。(　　)

9. 在某些情况下，血清钾浓度增高，细胞内可以缺钾，机体总钾量仍可以不足。(　　)

10. 高渗性脱水时体液主要减少部位是细胞外。(　　)

（四）问答题

1. 低渗性脱水为什么易出现循环衰竭症状?

2. 血钾浓度迅速轻度升高和显著升高对心肌兴奋性的影响有何不同?为什么?

3. 严重腹泻患者可能出现哪些水、电解质代谢紊乱?为什么?

4. 简述水肿时血管内、外液体交换失平衡的机制。

5. 某患儿，男，10 岁，高热 2 天，几乎无进食、进水，尿量明显减少。体检：精神萎靡，体温 39.2℃，脉搏细速 130 次/分，呼吸浅快 52 次/分，血压 90/50mmHg，血清钠 160mmol/L。试问：该患者发生了何种水、电解质代谢紊乱？为什么？

四、复习思考题参考答案及解析

（一）单项选择题

【A 型题】

1. [答案]　B

[题解]　血浆渗透压增加，刺激下丘脑渗透压感受器，ADH 分泌增多，肾小管上皮细胞对水重吸收增加，尿量减少，尿比重增高。

2. [答案]　A

[题解]　严重高渗性脱水，皮肤蒸发水分减少，散热障碍。

3. [答案]　C

[题解]　血浆晶体渗透压增高，口渴中枢兴奋，有口渴感。ADH 分泌增多，肾小管对水重吸收增多，尿少。尿钠：脱水早期，血容量减少不明显，醛固酮分泌正常，尿钠不减少，但因肾小管对水重吸收增加，尿钠浓度可增高。

4. [答案]　A

[题解]　①汗是低渗液，失水多于失钠；②呼吸道黏膜非显性水分蒸发增多。

5. [答案]　B

[题解]　低渗性脱水的特征是失钠多于失水，血清钠离子浓度＜130mmol/L，血浆渗透压＜280mmol/L。受 NaCl 的影响，通常就把电解质丧失称为失盐。由于钠离子占血浆内阳离子的 90%以上。所以临床上采用测量血浆钠离子含量作为判断血浆渗透压

的指标。

6. [答案] B

[题解] ①丢失细胞外液；②水向细胞内转移。

7. [答案] A

[题解] 细胞外液向细胞内液转移，导致：①细胞外液减少，血容量减少，早期易发生休克；②细胞内液增多，细胞水肿，严重时可发生脑细胞水肿，引起中枢神经系统功能紊乱。

8. [答案] B

[题解] 详见第 7 题题解。

9. [答案] C

[题解] 根据失水与失钠比例不同，血浆渗透压的变化不同，将脱水分为三种类型。

10. [答案] C

[题解] 使血浆稀释，血浆渗透压进一步下降，血容量增加，肾脏未及时排出，可导致水中毒。

11. [答案] B

[题解] 酸中毒时，细胞内钾离子外移，造成高钾血症。

12. [答案] B

[题解] ①低钾血症时，心肌细胞膜对钾离子选择性降低，｜Em｜减小，Em–Et 距离缩短，兴奋性增高。②心肌细胞膜｜Em｜减小，去极化时钠离子内流速度减慢，0 期去极化速度减慢和幅度减小，传导性降低。③轻度低血钾症，复极化 2 期，钙离子内流增多，心肌收缩性增强。④快反应自律细胞的自动去极化加速，心肌自律性增高。

13. [答案] E

[题解] 手术后仅补充体液容量和钠，未补钾，导致钾摄入不足。

14. [答案] B

[题解] 利尿剂抑制髓袢对水、钠的重吸收，远端肾小管钠离子与钾离子交换增强，钾离子排出增多。

15. [答案] B

[题解] 血糖升高，导致血浆渗透压增高，细胞内水转移到血浆，钾被带出。

16. [答案] E

[题解] 正常人体内含钾量 50～55mmol/kg，其中约 90%存在于细胞内，大面积肌肉损伤，可引起高钾血症。

17. [答案] E

[题解] 细胞外液钾浓度增高，$[k^+]_i/[k^+]_e$ 比值变小，｜Em｜减小，Em–Et 距离缩短，兴奋性增高。

18. [答案] D

[题解]　氨苯蝶啶可抑制远曲小管泌钾，肾脏排钾减少。

19. [答案]　D

[题解]　①细胞外液转移到细胞内，血容量减少；②细胞外液渗透压下降，ADH分泌减少，肾小管对水的重吸收减少，血容量得到补充。

20. [答案]　D

[题解]　①低钾血症时，由于自律性增高，可出现窦性心动过速，期前收缩，阵发性心动过速等。②高钾血症时，心肌传导性降低，引起传导延缓和传导阻滞，严重时可引起心律失常。

【B型题】

21. [答案]　C　22. [答案]　A　23. [答案]　B　24. [答案]　D　25. [答案]　D

26. [答案]　B　27. [答案]　C　28. [答案]　A　29. [答案]　A　30. [答案]　B

31. [答案]　C　32. [答案]　A

[题解（29～32）]　急性低钾血症细胞兴奋性降低；急性轻度高钾血症静息期细胞内钾外流减少，使Em绝对值减少，与Et间距离缩短而兴奋性增高；慢性低钾血症由于病程缓慢，细胞内液钾逐渐移到细胞外，静息电位基本正常，细胞兴奋性无明显变化。急性重度高钾血症，细胞处于去极化阻滞状态而不能兴奋。

33. [答案]　C　34. [答案]　B　35. [答案]　D　36. [答案]　A　37. [答案]　C

38. [答案]　D　39. [答案]　E　40. [答案]　A　41. [答案]　B　42. [答案]　D

43. [答案]　A

（二）多项选择题

1. [答案]　BCE

[题解]　醛固酮分泌增多，ADH 分泌增多是导致体内外液体交换失平衡，引起钠水潴留的因素。

2. [答案]　ACD

3. [答案]　ACD

[题解]　腹泻除了直接引起钾摄入减少外，其所致的低循环血量使醛固酮分泌增加，同时引起低镁血症，均可使尿钾排出增加。

4. [答案]　ABC

[题解]　钙离子一方面使阈电位上移，增加阈电位与静息电位的距离，恢复心肌兴奋性；另一方面使复极化 2 期钙离子内流增多，提高心肌收缩性。静息电位并未下移。而心肌传导性得到改善则是使用钠盐的结果。

5. [答案]　AB

（三）判断题

1. [答案]　√

[题解] 虽严重呕吐和腹泻可丢失大量等渗液，但持续时间较长而未经任何处理，可从皮肤、肺丢失水分，所以患者水的丢失多于钠，因而可引起低容量性高钠血症。

2. [答案] √

[题解] 低容量性低钠血症（低渗性脱水）的患者，因细胞外液渗透压降低，水向细胞内转移，同时细胞外液又丢失到体外，所以是丢失细胞外液。

3. [答案] √

[题解] 低容量性高钠血症时，因汗腺分泌减小，散热减少，最易发生脱水热。

4. [答案] ×

[题解] 低容量性高钠血症到后期才可发生外周循环障碍。

5. [答案] √

[题解] 水肿发生的两大基本机制就是血管内、外液体交换失平衡，使组织液生成增多；体内、外液体交换失平衡，引起钠、水潴留。

6. [答案] √

[题解] 过多过快地给患者输血、输液可以引起肺毛细血管的流体静压升高和血浆胶体渗透压降低，从而导致肺水肿。

7. [答案] √

[题解] 低钾血症的突出表现是神经肌肉的症状，当血清钾低于 3mmol/L 时会出现明显的肌肉松弛无力，而低于 2.65mmol/L 可以出现肌麻痹。

8. [答案] ×

[题解] 高钾血症可以引起代谢性酸中毒，而尿液呈碱性，称为反常性碱性尿。

9. [答案] √

[题解] 如酸中毒时钾离子从细胞内到细胞外，血清钾浓度升高。造成高钾血症，但是细胞内钾减少，总钾量仍可以不足。

10. [答案] ×

（四）问答题

1. [答题要点] ①主要是细胞外液量减少；②细胞外液低渗，水分从细胞外液向渗透压相对较高的细胞内转移，进一步减少，细胞外液多，血容量减少，易发生低血容量性休克。

2. [答题要点] ①轻度高血钾，心肌兴奋性增高，因为高血钾时，细胞内、外钾离子浓度差变小，按 Nernst 方程，Em–Et 距离缩短，兴奋性增高。②严重高血钾时 Em 达到–55～60mV 时，快钠通道失活，兴奋性下降，被称为“去极化阻滞”（depolarization bocking）。

3. [答题要点] ①严重腹泻导致大量钠离子丢失，因消化液钠离子浓度与血浆接近，早期为等渗脱水。②治疗不当导致低渗性脱水。③高渗性脱水，严重腹泻可导致等渗或含钠量低的消化液丢失，如婴幼儿腹泻，排水样便，失水＞失钠。④低钾血症时，消化液的钾含量高于血浆。

4. [答题要点]　①毛细血管流体静压升高。②血浆胶体渗透压降低。③毛细血管壁通透性增加。④淋巴回流受阻。

5. [答题要点]　该患者发生了高渗性脱水。机制：高热呼吸加快，从呼吸道丢失水分明显增多，另外高热致皮肤水分蒸发增多，但高热时电解质的丢失并无明显增加，故机体失水＞失纳，且患者几乎无进水进食，丢失的水分得不到补充。电解质检查：血清钠＞150mmol/L。故患者易发生高渗性脱水。

第四章　酸碱平衡紊乱

一、学习要求与主要内容

（一）目的要求

1. 掌握酸碱平衡紊乱的概念及其分类。
2. 掌握四种单纯性酸碱平衡紊乱的原因、机体代偿性调节、对机体的影响。
3. 熟悉反映酸碱平衡状况的常用指标及其意义。
4. 了解混合性酸碱平衡紊乱的概念、分类、原因和特点。

（二）主要内容

1. 基本概念：酸碱平衡紊乱、反常性酸性尿、反常性碱性尿、代偿性与失代偿性酸碱平衡紊乱。

2. 反映酸碱平衡状况的常用指标：pH、动脉血 CO_2 分压（$PaCO_2$）、标准碳酸氢盐（SB）、实际碳酸氢盐（AB）、缓冲碱（BB）、碱剩余（BE）、阴离子间隙（AG）。

3. 酸碱平衡紊乱的原因及其对机体的影响

（1）代谢性酸中毒：①原因，AG 增高型代谢性酸中毒；AG 正常型代谢性酸中毒。②机体的代偿调节，细胞内外的缓冲调节作用；肺的代偿调节作用；肾的代偿调节作用。③对机体的影响，心血管系统；中枢神经系统。

（2）呼吸性酸中毒：①原因，二氧化碳吸入过多；二氧化碳排出障碍。②机体的代偿调节：细胞内缓冲系统的缓冲；肾的代偿调节。③对机体的影响，与代谢性酸中毒相似。

（3）代谢性碱中毒：①原因，H^+丢失；HCO_3^- 过多；低钾血症。②机体的代偿调节：机制与代谢性酸中毒相同，但调节方向和作用与代谢性酸中毒相反。③对机体的影响：中枢神经系统的改变；氧合血红蛋白解离曲线左移；血浆游离钙降低。

（4）呼吸性碱中毒：①原因，肺通气过度。②机体的代偿调节，机制与呼吸性酸中毒相同，但调节方向和作用则与呼吸性酸中毒相反。③对机体的影响，与代谢性碱中毒相似，但对中枢神经系统功能的影响比代谢性碱中毒更为严重。

（5）混合性酸碱平衡紊乱：分类、原因和特点。

二、章节知识点思维导图

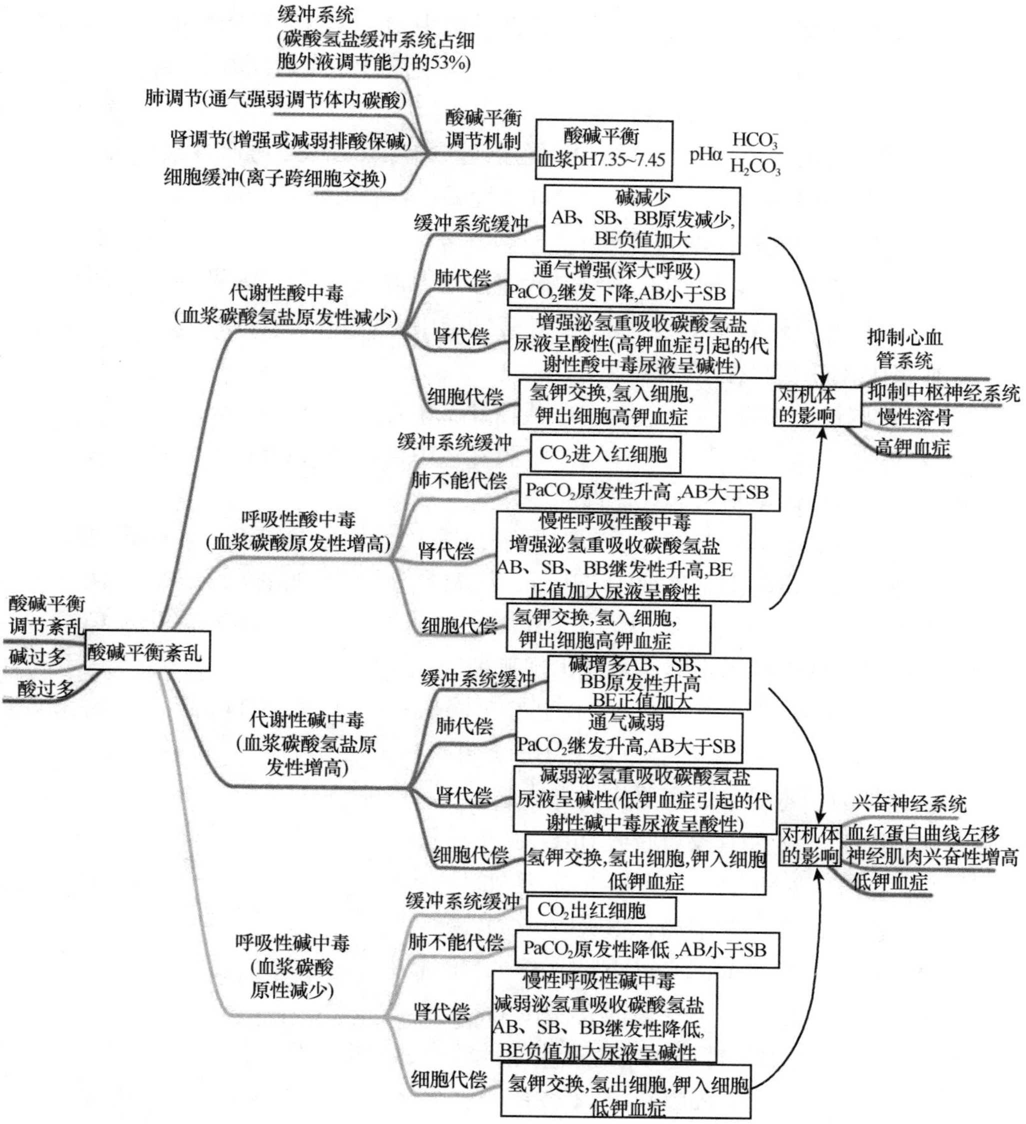

三、复习思考题

（一）单项选择题

【A 型题】

1. BE 负值增大可见于

A. 代谢性酸中毒　　B. 代谢性碱中毒　　C. 急性呼吸性酸中毒

D. 急性呼吸性碱中毒　　E. 慢性呼吸性酸中毒

2. 血浆[HCO_3^-]原发性增高可见于

A. 代谢性酸中毒　　B. 代谢性碱中毒　　C. 呼吸性酸中毒

D. 呼吸性碱中毒　　E. 呼吸性酸中毒合并代谢性酸中毒

3. 血浆[H_2CO_3]原发性升高可见于

A. 代谢性酸中毒　　B. 代谢性碱中毒　　C. 呼吸性酸中毒

D. 呼吸性碱中毒　　E. 呼吸性碱中毒合并代谢性碱中毒

4. 血浆[H_2CO_3]继发性增高可见于

A. 代谢性酸中毒　　B. 代谢性碱中毒　　C. 慢性呼吸性酸中毒

D. 慢性呼吸性碱中毒　　E. 呼吸性碱中毒合并代谢性碱中毒

5. 血浆[H_2CO_3]继发性降低可见于

A. 代谢性酸中毒　　B. 代谢性碱中毒　　C. 呼吸性酸中毒

D. 呼吸性碱中毒　　E. 呼吸性碱中毒合并代谢性碱中毒

6. 下述哪项原因不易引起代谢性酸中毒

A. 糖尿病　　B. 休克　　C. 呼吸心搏骤停　　D. 呕吐　　E. 腹泻

7. 代谢性酸中毒时细胞外液[H^+]升高，其最常与细胞内哪种离子进行交换

A. Na^+　　B. K^+　　C. Cl^-　　D. HCO_3^-　　E. Ca^{2+}

8. 单纯型代谢性酸中毒时不可能出现哪种变化

A. pH 降低　　B. $PaCO_2$ 降低　　C. SB 降低

D. BB 降低　　E. BE 负值减小

9. 代谢性酸中毒时肾的主要代偿方式是

A. 泌 H^+、泌 NH_3 及重吸收 HCO_3^- 减少

B. 泌 H、泌 NH_3 及重吸收 HCO_3^- 增加

C. 泌 H^+、泌 NH_3 增加，重吸收 HCO_3^- 减少

D. 泌 H^+、泌 NH_3 减少，重吸收 HCO_3^- 增加

E. 泌 H^+、泌 NH_3 不变，重吸收 HCO_3^- 增加

10. 可以区分高血氯性或正常血氯代谢性酸中毒的指标是

A. PH　　B. $PaCO_2$　　C. SB　　D. BB　　E. AG

11. 下述哪项原因可引起 AG 正常型代谢性酸中毒

A. 糖尿病　　B. 休克　　C. 轻度肾功能衰竭

D. 严重饥饿　　E. 水杨酸类药物中毒

12. 可以引起 AG 增高型代谢性酸中毒的原因是

A. 服用含氯性药物过多　　B. 酮症酸中毒　　C. 应用碳酸酐酶抑制剂

D. 腹泻　　E. 远端肾小管性酸中毒

13. 轻度或中度肾功能衰竭引起代谢性酸中毒的主要发病环节是

A. 肾小球滤过率明显减少　B. 肾小管泌 NH_3 能力增强
C. 肾小管泌 H^+减少　D. 碳酸酐酶活性增加
E. 重吸收 HCO_3^- 增加

14. 严重肾功能衰竭可引起 AG 增高型代谢性酸中毒，其主要发病环节是
A. 肾小管泌 NH_3 增加　B. 肾小管泌 H^+增加
C. 固定酸阴离子排出减少　D. 碳酸酐酶活性增加
E. 重吸收 HCO_3^- 增加

15. 治疗代谢性酸中毒的首选药物是
A. 碳酸氢钠　B. 乳酸钠　C. 三羟甲基氨基甲烷（THAM）
D. 枸橼酸钠　E. 葡萄糖酸钠

16. 下述哪项原因不易引起呼吸性酸中毒
A. 呼吸性中枢抑制　B. 气道阻塞　C. 肺泡通气量减少
D. 肺泡气体弥散障碍　E. 吸入气中 CO_2 浓度过高

17. 急性呼吸性酸中毒时，机体的主要代偿机制是
A. 增加肺泡通气量　B. 细胞内、外离子交换和细胞内缓冲
C. 肾小管泌 H^+、泌 NH_3 增加　D. 血浆碳酸氢盐缓冲系统进行缓冲
E. 肾重吸收 HCO_3^- 减少

18. 急性呼吸性酸中毒时，可以出现
A. SB 增大　B. AB 减少　C. SB＞AB　D. SB＜AB　E. SB=AB

19. 急性呼吸性酸中毒时，下述哪项不能发挥代偿作用
A. 磷酸盐缓冲系统　B. 血红蛋白缓冲系统
C. 细胞内、外离子交换　D. 肾　E. 血浆蛋白缓冲系统

20. 慢性呼吸性酸中毒时，下述哪项不能发挥代偿作用
A. 血红蛋白缓冲系统　B. 肾　C. 细胞内、外离子交换
D. 肺　E. 血浆蛋白缓冲系统

21. 某溺水窒息患者血气分析结果为 pH7.15，$PaCO_2$80mmHg（10.7kPa），HCO_3^- 27mmol/L，可能发生了
A. 代谢性酸中毒　B. 代谢性碱中毒　C. 呼吸性酸中毒
D. 呼吸性碱中毒　E. 混合性酸中毒

22. 急性呼吸性酸中毒时，何系统功能紊乱最明显
A. 心血管系统　B. 泌尿系统　C. 运动系统
D. 中枢神经系统　E. 血液系统

23. 哪种情况可出现反常性酸性尿
A. 代谢性酸中毒　B. 呼吸性酸中毒　C. 酮症酸中毒
D. 缺钾性碱中毒　E. 呼吸性碱中毒

24. 碱中毒患者易出现手足抽搐的主要原因是
A. 血清 K^+减少　B. 血清 Ca^{2+}减少　C. 血清 Cl^-减少
D. 血清 Na^+减少　E. 血清 Mg^{2+}减少

25. 哪一种混合性酸碱平衡紊乱不可能出现
A. 代谢性酸中毒合并代谢性碱中毒　B. 呼吸性酸中毒合并呼吸性碱中毒
C. 代谢性酸中毒合并呼吸性碱中毒　D. 代谢性酸中毒合并呼吸性酸中毒
E. 代谢性碱中毒合并呼吸性碱中毒

26. 某患者血 pH7.31，$PaCO_2$30mmHg（4.0kPa），AB14mmol/L，其酸碱平衡紊乱的类型是
A. 代谢性碱中毒　B. 呼吸性碱中毒　C. 代谢性酸中毒
D. 呼吸性酸中毒　E. 混合性酸碱平衡紊乱

27. 某患者血 pH 7.31，SB 19mmol/L，$PaCO_2$ 35mmHg（4.67kPa），血$[Na^+]$140mmol/L，血$[Cl^-]$103mmol/L，其酸碱平衡紊乱的类型是
A. 代偿性代谢性酸中毒　B. 高氯性代谢性酸中毒
C. AG 增大性代谢性酸中毒　D. 呼吸性酸中毒合并代谢性酸中毒
E. 呼吸性碱中毒合并代谢性碱中毒

【B 型题】

（28～32）
A. 缓冲能力强，但易影响血$[K^+]$　B. 缓冲作用慢，但最持久有效
C. 缓冲作用最迅速　D. 缓冲作用快，但只调节血$[H_2CO_3]$
E. 缓冲作用强，但只能缓冲固定酸

28. 血浆缓冲系统
29. 碳酸氢盐缓冲系统
30. 肺的调节
31. 细胞内外离子交换
32. 肾的调节

（33～35）
A. $PaCO_2$ 减少　B. $PaCO_2$ 增高　C. pH 正常
D. $[HCO_3^-]$减少　E. $[HCO_3^-]$增高

33. 无酸碱平衡紊乱时
34. 代偿性酸碱平衡紊乱时
35. 混合型酸中毒与碱中毒合并存在且程度相等时

（36～38）
A. 肾小管重吸收 HCO_3^- 减少　B. 肾小管重吸收 HCO_3^- 增加
C. 肾小管重吸收 HCO_3^- 不变　D. 肾小管泌 NH_3 减少
E. 肾小管重吸收水减少

36. 当 $PaCO_2$ 增高时
37. 当碳酸酐酶活性增加时
38. 当血钾浓度降低时

（39～42）

A. pH　B. $PaCO_2$　C. BB　D. SB　E. BE

39. 反映血液酸碱度变化的指标是
40. 反映血浆[H_2CO_3]变化的指标是
41. 反映血浆[HCO_3^-]变化的指标是
42. 反映血液中所有缓冲阴离子总量变化的指标是

（二）多项选择题

1. 属于固定酸的有
A. 乳酸　B. 碳酸　C. 乙酰乙酸　D. 磷酸　E. 丙酮酸
2. 反映血浆酸碱度的主要指标是
A. pH　B. HCO_3^-　C. $PaCO_2$　D. H^+　E. BE
3. 纠正酸中毒的常用药物有
A. 碳酸氢钠　B. 三羟甲基氨基甲烷　C. 多巴胺
D. 乳酸钠　E. 肾上腺素
4. 有 AG 增高的代谢性酸中毒是
A. 腹泻　B. 休克　C. 糖尿病　D. 轻中度肾衰竭　E. 高钾血症
5. 肾功能衰竭引起代谢性酸中毒的机制是
A. 肾小管细胞泌 H^+、产 NH_3 减少　B. $NaHCO_3$ 重吸收减少
C. HPO_4^{2-} 、SO_4^{2-} 等滤过减少　D. 乳酸生成增多
E. 排钾减少引起高钾血症
6. 代谢性酸中毒对心血管功能的影响包括
A. 微循环缺血　B. 心肌收缩力减弱　C. 心律失常
D. Ca^{2+}与肌钙蛋白受体结合减少　E. 血压下降
7. 代谢性碱中毒时可表现
A. 烦躁不安、意识障碍　B. 缺氧　C. 呼吸变浅变慢
D. 手足搐搦、惊厥　E. 低钾血症

（三）判断题

1. 阴离子间隙的含义是血浆中可以测定的阴离子和可测定的阳离子差值。(　　)
2. 急性代谢性酸中毒时，机体的代偿方式主要依靠肺的代偿。(　　)
3. 代偿性代谢性酸中毒时，血浆 HCO_3^- 浓度和 pH 明显降低。(　　)

4. 呼吸性酸中毒时主要依靠血浆缓冲系统进行代偿调节。（　　）
5. 酸中毒往往引起高钾血症，碱中毒可引起低钾血症。（　）
6. 任何引起肺通气过度的因素均可引起呼吸性碱中毒。（　）
7. pH 正常时肯定无酸碱平衡紊乱发生。（　　）
8. 轻度酸中毒时心率加快，严重酸中毒时心率减慢。（　）
9. 代谢性酸中毒可使血管收缩，血压升高。（　　）
10. 呼吸性酸中毒时 CO_2 引起脑血管扩张，颅内压增高。（　　）

（四）问答题

1. 剧烈呕吐易引起何种酸碱平衡紊乱？试分析其发生机制。
2. 试述钾代谢障碍与酸碱平衡紊乱的关系，并说明尿液的变化。
3. 某慢性肺源性心脏病患者，其血气分析和电解质测定结果如下：pH 7.40，$PaCO_2$ 67mmHg（8.9kPa），HCO_3^- 40mmol/L，血[Na^+]140mmol/L，[Cl^-]90mmol/L。该患者发生了何种类型的酸碱平衡紊乱？

四、复习思考题参考答案及解析

（一）单项选择题

【A 型题】

1. [答案]　A

[题解]　BE 碱剩余为代谢性指标，负值增大提示代谢性酸中毒。

2. [答案]　B

3. [答案]　C

4. [答案]　B

[题解]　代谢性碱中毒时呼吸变浅变慢，肺通气减少，CO_2 呼出减少，导致 H_2CO_3 继发性增高。

5. [答案]　A

[题解]　代谢酸碱中毒时呼吸变深变快，肺通气增加，CO_2 呼出增加，导致 H_2CO_3 继发性降低。

6. [答案]　D

[题解]　呕吐时，胃液中 H^+丢失，不能中和胰液，胰液中的 HCO_3^- 被吸收入血，导致代谢性碱中毒。

7. [答案]　B

8. [答案]　E

[题解]　代谢性酸中毒时 BE（碱剩余）负值增大。

9. [答案]　D

10. [答案]　E

[题解]　Cl^-为已测定阴离子。AG=未测定阴离子-未测定阳离子。

11. [答案]　C

[题解]　轻度肾功能衰竭时GFR下降不明显，虽有HCO_3^-丢失使血中HCO_3^-浓度降低，但是HPO_4^{2-}、SO_4^{2-}等酸根阴离子尚无积聚，故AG正常。

12. [答案]　B

[题解]　酮症酸中毒时β-羟丁酸、乙酰乙酸增多，未测定阴离子增多，故AG增高。

13. [答案]　C

[题解]　轻度肾功能衰竭时GFR下降不明显，HPO_4^{2-}、SO_4^{2-}等酸根阴离子尚无积聚，此时的酸中毒主要是由于肾小管上皮细胞分泌NH_3障碍，是H^+分泌减少所致。

14. [答案]　C

[题解]　严重肾功能衰竭时GFR明显下降，固定算堆积，血中HCO_3^-浓度降低，但是Cl^-无明显变化，故AG正常。

15. [答案]　A

[题解]　碳酸氢钠溶液进入体液后，即离解为Na^+和HCO_3^-；HCO_3^-与体液中的H^+化合成H_2CO_3，再离解为H_2O和CO_2；CO_2自肺部排出，体内H^+减少，可改善酸中毒。Na^+留于体内，可提高细胞外液渗透压和增加血容量。

16. [答案]　D

[题解]　单纯的弥散障碍时，只有O_2减少，血中CO_2无明显变化。

17. [答案]　B

[题解]　肺通气障碍是呼吸性酸中毒的原因，血浆非碳酸氢盐碱性物质的缓冲能力很弱，肾脏的缓冲作用发挥缓慢，所以这些因素都不是呼吸性酸中毒的主要代偿机制。呼吸性酸中毒时机体的主要代偿机制是细胞内外离子交换及细胞内缓冲体系的缓冲。

18. [答案]　D

[题解]　急性呼吸性酸中毒时CO_2增多，导致生成的HCO_3^-比标准状态下的要多，故AB＞SB。

19. [答案]　D

[题解]　肾脏代偿作用发挥慢，在急性期来不及发挥作用。

20. [答案]　D

[题解]　肺通气障碍是呼吸性酸中毒的原因，所以肺已不能发挥代偿作用。

21. [答案]　C

[题解]　根据患者溺水窒息的病史，患者必然有呼吸性酸中毒，此患者是否合并代谢性酸中毒，可根据计算HCO_3^-水平是否在$PaCO_2$增高引起的变化范围来判断。

$$\Delta HCO_3^- = \Delta PaCO_2 \times 0.07 \pm 1.5$$
$$= (80-40) \times 0.07 \pm 1.5$$
$$= 2.8 \pm 1.5\ (mmol/L)$$

预计 HCO_3^- = 正常 $HCO_3^- \pm \Delta HCO_3^-$

$$= 24+2.8 \pm 1.5 = 26.8 \pm 1.5\ (mmol/L)$$

由于实测 HCO_3^- 为 27mmol/L，在此范围内，可判断患者发生了急性呼吸性酸中毒，未合并代谢性酸中毒。

22. [答案] D

[题解] 急性呼吸性酸中毒患者中枢神经系统的功能异常较为明显，早期有头痛、不安、焦虑等，进一步可出现震颤、精神错乱及嗜睡等。这与 CO_2 潴留、脑血管扩张和脑脊液 pH 明显下降有关。

23. [答案] D

[题解] 缺钾性碱中毒患者肾小管上皮细胞内钾缺乏，导致肾小管上皮细胞内 H^+ 与管腔中 Na^+ 交换增强。

24. [答案] B

[题解] 碱中毒 pH 增高时，血清中游离型 Ca^{2+} 减少而结合型 Ca^{2+} 增加，患者神经肌肉应激性亢进，易出现手足抽搐。

25. [答案] B

[题解] 呼吸性酸中毒的主要原因是通气不足，呼吸性碱中毒的主要原因是通气过度，显然两种情况不可能同时在同一机体出现。

26. [答案] C

[题解] 患者 pH、$PaCO_2$ 和 AB 数值均低于正常，符合单纯性代谢性酸中毒的规律，患者 pH 降低系原发性 HCO_3^- 减少所致，$PaCO_2$ 降低系酸中毒引起呼吸代偿所致。

27. [答案] C

[题解] 根据患者 pH 可知其发生了酸中毒，根据 AG 计算公式：$AG=Na^+-(HCO_3^-+Cl^-)$，得 AG=140-（19+103）=18mmol/L，高于 AG（12±2）mmol/L 的正常值范围，显然患者发生了 AG 增大型代谢性酸中毒。

【B 型题】

28. [答案] C 29. [答案] E 30. [答案] D 31. [答案] A 32. [答案] B
33. [答案] C 34. [答案] C 35. [答案] C 36. [答案] B 37. [答案] B
38. [答案] B 39. [答案] A 40. [答案] B 41. [答案] D 42. [答案] C

（二）多项选择题

1. [答案] ACDE
2. [答案] AD

[题解]　pH 是 H^+浓度的负对数，当血浆 pH＜7.35 即 H^+浓度＞45mmol/L 时，为酸中毒；当血浆 pH＞7.45 即 H^+浓度＜35mmol/L 时为碱中毒。

3. [答案]　ABD

[题解]　酸中毒尤其是代谢性酸中毒时，常给机体补充碱性药物，首选的碱性药物是碳酸氢钠，其他碱性药物为乳酸钠，三羟甲基氨基甲烷也较常使用。

4. [答案]　BC

[题解]　休克患者循环障碍可发生乳酸增多，糖尿病患者胰岛素分泌不足，脂肪分解加速，可发生酮体增多。乳酸和酮体增多使有机阴离子增多，AG 值增大。腹泻主要是 HCO_3^- 丢失，轻中度肾功能衰竭主要是泌 H^+减少，阴离子物质在体内增高不明显。

5. [答案]　ABCE

[题解]　轻中度肾功能衰竭时肾小管泌 H^+、NH_3 减少，严重肾功能衰竭时 $NaHCO_3$ 重吸收减少，HPO_4^{2-}、SO_4^{2-} 等滤过也明显减少。加上排钾减少导致高钾血症，发生细胞内外离子交换，与酸中毒互为因果。

6. [答案]　BCDE

[题解]　代谢性酸中毒时 H^+与 Ca^{2+}竞争性与肌钙蛋白受体结合，使 Ca^{2+}与肌钙蛋白受体结合减少，心肌收缩力减弱；酸中毒可继发高钾血症导致心脏传导阻滞和室颤等心律失常。代谢性酸中毒时通常引起微循环淤滞而不是缺血，这是因为 H^+主要使毛细血管前括约肌对儿茶酚胺的反应性降低，血管扩张，血压下降。

7. [答案]　ABCDE

[题解]　代谢性碱中毒时抑制性神经递质 γ-氨基丁酸生成减少，肌体可有烦躁不安等中枢神经系统症状，碱中毒时，血红蛋白氧解离曲线左移，可有组织供氧不足，碱中毒时血浆游离 Ca^{2+}减少，可致手足搐搦；碱中毒时血 K^+入胞增多且肾小管泌 K^+增多，机体可有低钾血症表现。

（三）判断题

1. [答案]　×

[题解]　阴离子间隙的含义是血浆中未测定的阴离子和未测定的阳离子量的差值。

2. [答案]　√

[题解]　急性代谢性酸中毒时，因发病急，其他系列的酸碱平衡调节机制来不及发挥作用，只有肺的代偿。

3. [答案]　×

[题解]　代偿性代谢性酸中毒时，通过机体的代偿调节，尤其是肾脏的排酸保碱作用，使原发性降低的 HCO_3^- 浓度增高。保持 pH 相对正常。

4. [答案]　×

[题解]　因呼吸性酸中毒时，肺不能发挥代偿作用，而血浆缓冲系统、磷酸缓冲系

统又较弱，主要靠细胞内外离子交换和红细胞内缓冲作用进行代偿调节。

5. [答案] √

[题解] 酸碱平衡紊乱与钾代谢变化密切相关，互为因果。

6. [答案] √

[题解] 呼吸性碱中毒是指血中 H_2CO_3 原发性减少，肺通气过度是引起呼吸性碱中毒的基本发生机制。

7. [答案] ×

8. [答案] √

9. [答案] √

[题解] 代谢性酸中毒可使血管扩张，血压下降。

10. [答案] √

（四）问答题

1. [答题要点] 代谢性碱中毒

（1）呕吐时，胃液中 H^+丢失，不能中和胰液，胰液中的 HCO_3^- 被吸收入血，使血浆 HCO_3^- 浓度升高。

（2）失 Cl^-：引起低氯性碱中毒。

（3）失 K^+：引起低钾性碱中毒。

（4）失液：有效循环血量减少，醛固酮分泌增多，引起代谢性碱中毒。

2. [答题要点] 低血钾←→代谢性碱中毒，反常性酸尿；高血钾←→代谢性酸中毒，反常性碱尿。

（详见钾代谢障碍章节）

3. [答题要点] 根据病史和 $PaCO_2$ 指标可推测存在呼吸性酸中毒。根据病史，肺心病发生缺氧可发生乳酸性酸中毒，但根据 AG 值测定 AG=140−（90+40）=10mmol/L，可排除该患者有代谢性酸中毒。根据患者 pH 在正常范围，可推测患者发生了代偿性呼吸性酸中毒或者患者发生了呼吸性酸中毒合并代谢性碱中毒，若是代偿性呼吸性酸中毒，则 HCO_3^- 代偿升高的值应等于实测值，若患者合并有代谢性碱中毒，则实测值应大于 HCO_3^- 代偿升高的值。慢性呼吸性酸中毒时 HCO_3^- 的预计值

$$
\begin{aligned}
HCO_3^- &= 24 + HCO_3^- \\
&= 24 + 0.4 \times \Delta PaCO_3 \pm 3 \\
&= 24 + 0.4 \times (67-40) \pm 3 \\
&= 24 + 10.8 \pm 3 \\
&= 34.8 \pm 3\ (\text{mmol/L})
\end{aligned}
$$

因为实测 HCO_3^- 为 40mmol/L，高于预测范围的最高值，说明患者除存在呼吸性酸中毒外，还存在代谢性碱中毒。

第五章　缺　　氧

一、学习要求与主要内容

（一）目的要求

1. 掌握缺氧的概念和各型缺氧的原因、血氧变化的特点及机制。
2. 掌握缺氧时机体功能及代谢的变化。
3. 熟悉常用的血氧指标（包括血氧分压、血氧容量、血氧含量、血氧饱和度、动-静脉血氧含量差）的意义。
4. 了解缺氧耐受性的因素、氧疗和氧中毒对机体的影响。

（二）主要内容

1. 基本概念：缺氧、低张性缺氧、血液性缺氧、循环性缺氧、组织性缺氧、发绀。
2. 各型缺氧的原因、血氧变化特点及发生机制

（1）低张性缺氧：①原因，吸入气氧分压过低；外呼吸功能障碍；静脉血分流入动脉。②血氧变化的特点，动脉血氧分压、动脉血氧饱和度及动脉血氧含量降低。

（2）血液性缺氧：①原因，血红蛋白含量降低；血红蛋白性质改变。②血氧变化的特点，动脉血氧分压、动脉血氧饱和度正常；动脉血氧含量及动-静脉血氧含量差降低。

（3）循环性缺氧：①原因，全身性循环性缺氧；局部性循环性缺氧。②血氧变化的特点，动脉血氧分压、动脉血氧饱和度及动脉血氧含量正常；动-静脉血氧含量差升高。

（4）组织性缺氧：①原因，组织中毒；细胞损伤。②血氧变化的特点，动脉血氧分压、动脉血氧饱和度及动脉血氧含量正常；动-静脉血氧含量差减小。

（5）缺氧时机体的功能代谢变化：①呼吸系统、循环系统及组织细胞的代偿与失代偿改变；②血液系统和中枢神经系统的改变。

二、章节知识点思维导图

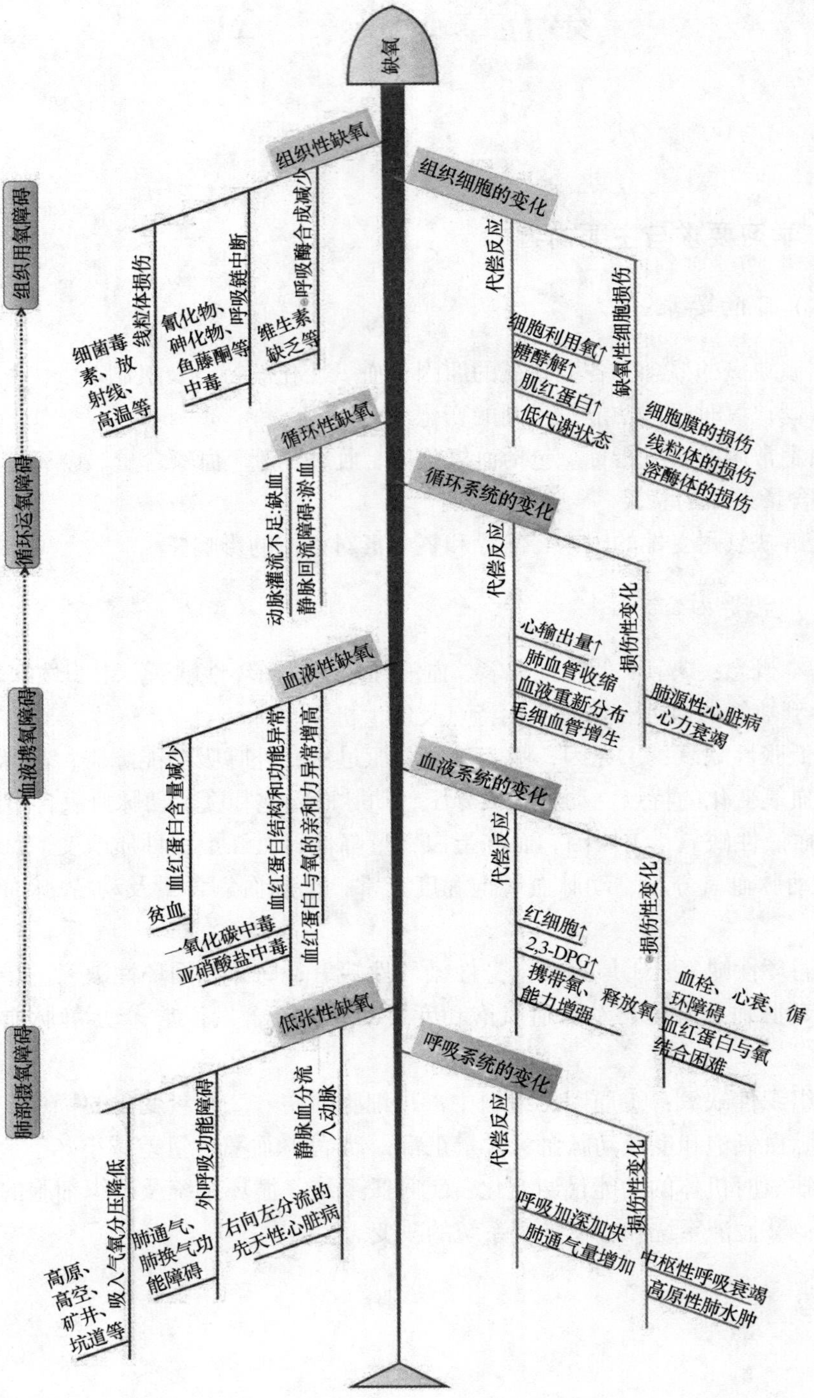
缺氧
组织性缺氧
线粒体损伤
细菌毒素、放射线、高温等
呼吸链中断
氰化物、砷化物、鱼藤酮等中毒
呼吸酶合成减少
维生素缺乏等
循环性缺氧
动脉灌流不足:缺血
静脉回流障碍:淤血
血液性缺氧
血红蛋白含量减少
贫血
血红蛋白结构和功能异常
一氧化碳中毒
亚硝酸盐中毒
血红蛋白与氧的亲和力异常增高
低张性缺氧
吸入气氧分压降低
高原、高空、矿井、坑道等
外呼吸功能障碍
肺通气、肺换气功能障碍
静脉血分流入动脉
右向左分流的先天性心脏病
组织用氧障碍
循环运氧障碍
血液携氧障碍
肺部摄氧障碍
组织细胞的变化
代偿反应
细胞利用氧↑
糖酵解↑
肌红蛋白↑
低代谢状态
缺氧性细胞损伤
细胞膜的损伤
线粒体的损伤
溶酶体的损伤
循环系统的变化
代偿反应
心输出量↑
肺血管收缩
血液重新分布
毛细血管增生
损伤性变化
肺源性心脏病
心力衰竭
血液系统的变化
代偿反应
红细胞↑
2,3-DPG↑
携带氧、释放氧能力增强
损伤性变化
血栓、心衰、循环障碍
血红蛋白与氧结合困难
呼吸系统的变化
代偿反应
呼吸加深加快
肺通气量增加
损伤性变化
中枢性呼吸衰竭
高原性肺水肿

三、复习思考题

（一）单项选择题

【A 型题】

1. 影响动脉血氧分压高低的主要因素是
   A. 血红蛋白的含量　B. 组织供血　C. 血红蛋白与氧的亲和力
   D. 肺呼吸功能　E. 线粒体氧化磷酸化酶活性
2. 影响动脉血氧含量的主要因素是
   A. 细胞摄氧的能力　B. 血红蛋白含量　C. 动脉血 CO_2 分压
   D. 动脉血氧分压　E. 红细胞内 2,3-DPG 含量
3. P_{50} 升高见于下列哪种情况
   A. 氧离曲线左移　B. 血温降低　C. 血$[H^+]$升高
   D. 血 PCO_2↓　E. 红细胞内 2,3-DPG 含量减少
4. 检查动-静脉血氧含量差主要反映的是
   A. 吸入气氧分压　B. 肺的通气功能　C. 肺的换气功能
   D. 血红蛋白与氧的亲和力　E. 组织摄取和利用氧的能力
5. 室间隔缺损伴肺动脉高压患者的动脉血氧变化的最主要特征是
   A. 血氧容量降低　B. P_{50} 降低　C. 动脉血氧分压降低
   D. 动脉血氧饱和度降低　E. 动-静脉血氧含量差减小
6. 某患者血氧检查结果是：动脉血氧分压 7.0kPa（53mmHg），血氧容量 20ml/dl，动脉血氧含量 14ml/dl，动-静脉血氧含量差 4ml/dl，其缺氧类型为
   A. 低张性缺氧　B. 血液性缺氧　C. 缺血性缺氧
   D. 组织性缺氧　E. 淤血性缺氧
7. 易引起血液性缺氧的原因是
   A. 氰化物中毒　B. 亚硝酸盐中毒　C. 硫化物中毒
   D. 砒霜中毒　E. 甲醇中毒
8. 红细胞内 2,3-DPG 增多可引起
   A. 动脉血氧饱和度增加　B. 血红蛋白与氧的亲和力增加
   C. 血液携带氧的能力增加　D. 红细胞向组织释放氧增多
   E. 细胞利用氧的能力增加
9. 引起循环性缺氧的疾病有
   A. 肺气肿　B. 贫血　C. 动脉痉挛
   D. 一氧化碳中毒　E. 维生素 B_1 缺乏
10. 氰化物中毒时血氧变化的特征是

A. 血氧容量降低　　B. 动脉血氧含量降低　　C. 动脉血氧分压降低
D. 动脉血氧饱和度降低　　E. 动-静脉血氧含量差降低

11. 缺氧时氧解离曲线右移的最主要原因是
A. 血$[H^+]$升高　　B. 血浆 CO_2 分压升高　　C. 血液温度升高
D. 红细胞内 2,3-DPG 增加　　E. 血红蛋白与氧的亲和力增加

12. 吸氧疗法对下列哪种疾病引起的缺氧效果最好
A. 肺水肿　　B. 失血性休克　　C. 严重贫血
D. 氰化物中毒　　E. 亚硝酸盐中毒

13. 高压氧治疗缺氧的主要机制是
A. 提高吸入气氧分压　　B. 增加肺泡内氧弥散入血
C. 增加血红蛋白结合氧　　D. 增加血液中溶解氧量
E. 增加细胞利用氧

【B型题】

（14～17）
A. 左心衰竭　　B. 贫血　　C. 静脉血经短路（分流）流入动脉
D. 氨中毒　　E. 氰化物中毒

14. 乏氧性缺氧可见于
15. 循环性缺氧可见于
16. 血液性缺氧可见于
17. 组织中毒性缺氧可见于

（18～21）
A. 动脉血氧分压正常，血氧含量正常、血氧容量正常
B. 动脉血氧分压正常、血氧含量降低、血氧容量降低
C. 动脉血氧分压正常、血氧含量降低、血氧容量正常
D. 动脉血氧分压正常、血氧含量正常、血氧容量降低
E. 动脉血氧分压降低、血氧含量降低、血氧容量正常

18. 乏氧性缺氧时
19. 血液性缺氧时
20. 循环性缺氧时
21. 组织中毒性缺氧时

（二）多项选择题

1. 关于血氧指标的正确描述是
A. 动脉血氧分压与外呼吸功能有关
B. 血氧容量反映血液的实际携氧量

C. 血氧含量取决于血红蛋白的质和量

D. 血氧饱和度反映血红蛋白与氧结合的程度

E. 动-静脉血氧含量差反映的是组织摄取氧的能力

2. 关于 P_{50} 的正确描述是

A. 动脉血 CO_2 分压增加 P_{50} 增加　B. P_{50} 是血氧饱和度为 50%时的氧分压

C. P_{50} 随血红蛋白与氧的亲和力增加而升高

D. 血液 pH 降低，P_{50} 降低　E. 血温增高可使 P_{50} 增加

3. 碱中毒患者可能会出现哪些血氧变化

A. 血氧容量降低　B. 动脉血氧含量正常　C. P_{50} 降低

D. 动脉血氧分压降低　E. 血氧饱和度正常

4. 可观察到发绀的疾病是

A. 急性肺水肿　B. 法洛四联症　C. 亚硝酸盐中毒

D. 肺源性心脏病　E. 氰化物中毒

5. 缺氧时 2,3-DPG 增多的机制是

A. 红细胞内游离 2,3-DPG 减少　B. 血液 pH 增高促进糖酵解

C. 2,3-DPG 分解减少　D. 血温降低使 2,3-DPG 生成增多

E. pH 降低使 2,3-DPG 生成增多

（三）判断题

1. 低张性缺氧时弥散入组织细胞的氧减少，主要是由弥散的速度降低引起的。(　　)

2. 一氧化碳中毒的患者体内外的血氧容量均是降低的。(　　)

3. 四种类型的缺氧中，只有循环性缺氧的动静脉血氧含量差是增加的。(　　)

4. 缺氧时如果同时伴有氧合血红蛋白解离曲线的右移，则可导致机体的缺氧情况更加严重。(　　)

5. P_{50} 反映了血红蛋白与氧的亲和力，与其成正比关系。(　　)

6. 发绀与缺氧必定同时存在。(　　)

7. 单纯的血液型缺氧时动脉血氧分压正常，又称等张性缺氧。(　　)

8. 久居高原者面颊部的“高原红”表现，是慢性缺氧时毛细血管增生的表现。(　　)

9. 细胞缺氧最早发生损伤的部位是细胞膜。(　　)

10. 血液重分布优先保证心、脑的血液供应。(　　)

（四）问答题

1. 什么是肠源性发绀，其血氧变化的特点和发生机制是什么？

2. 急性左心衰竭可引起哪种类型的缺氧？其血氧变化的特点和发生机制是什么？

3. 患者，女，72 岁，在家做完饭后忘关煤气，半小时后晕倒，后被家人发现送往医院，患者平素身体健康。体检：体温 37.5℃，呼吸 21 次/分，脉搏 108 次/分，神志不清，口唇樱桃红色，血气检查指标为：动脉血氧分压 95mmHg，血氧容量 10.8ml/dl，动脉血氧饱和度 95%，HbCO 30%。试问：该患者为什么会晕倒？机制为何？

四、复习思考题参考答案及解析

（一）单项选择题

【A 型题】

1. [答案] D

2. [答案] B

3. [答案] C

[题解] 血液$[H^+]$升高使氧解离曲线右移，氧与血红蛋白亲和力降低，P_{50}升高。

4. [答案] E

5. [答案] C

[题解] 室间隔缺损伴肺动脉高压患者血液会出现右向左的分流，属于低张性缺氧。该型缺氧最特征的血氧指标变化为动脉血氧分压降低。

6. [答案] A

[题解] PaO_2下降，血氧容量正常，动脉血氧含量降低，动-静脉血氧含量差降低，提示低张性缺氧。

7. [答案] B

8. [答案] D

[题解] 红细胞内 2,3-DPG 增多使氧解离曲线右移，血红蛋白与氧亲和力降低，红细胞向组织释放氧增多。

9. [答案] C

10. [答案] E

[题解] 氰化物中毒引起的是组织性缺氧。

11. [答案] D

[题解] 缺氧必定会引起糖酵解增强，使红细胞内糖酵解的产物 2,3-DPG 增多。

12. [答案] A

13. [答案] D

【B 型题】

14. [答案] C 15. [答案] A 16. [答案] B 17. [答案] E 18. [答案] E

19. [答案] B 20. [答案] A 21. [答案] A

（二）多项选择题

1. [答案] ADE

[题解] 血氧容量反映血液中血红蛋白携氧的能力。血氧含量取决于血氧分压和血氧容量。

2. [答案] ABE

[题解] P_{50}是血氧饱和度为 50%时的氧分压，随血红蛋白与氧的亲和力增加而降低，CO_2增加、pH 降低、血温增高时，血红蛋白与氧的亲和力降低，P_{50}增加。

3. [答案] BCE

[题解] 碱中毒使氧解离曲线左移，发生血液型缺氧。

4. [答案] ABD

[题解] 急性肺水肿、法洛四联症、肺源性心脏病可引起低张性缺氧，以发绀为典型表现，血中增多的是脱氧血红蛋白。而亚硝酸盐引起的则是高铁血红蛋白血症。

5. [答案] ABC

（三）判断题

1. [答案] √

[题解] 血液中的氧弥散入组织细胞被线粒体用于生物氧化过程，弥散的速度取决于血液与细胞线粒体部位的氧分压差。对于低张性缺氧而言，由于动脉血氧分压降低，造成与细胞线粒体部位的氧分压差降低，弥散入细胞被线粒体利用的氧相应减少。

2. [答案] ×

[题解] 一氧化碳中毒的患者体内有大量的 HbCO，所以能够结合的 Hb 必然减少，体内测得的血氧容量是降低的；但是将血液取出，在体外充分饱和后，Hb 结合的 CO 完全被所取代，所以测得的血容量是正常的。

3. [答案] √

[题解] 四种类型的缺氧中，只有循环性缺氧的动静脉血氧含量差是增加的。因为循环性缺氧时血流缓慢，血液流经毛细血管的时间延长，从单位容量血液弥散给组织的氧量较多，静脉血氧含量差大于正常；而其他类型的缺氧则由于原因的不同造成组织供氧不足或者组织利用氧的能力下降，所以动静脉血氧含量差大多是减少的。

4. [答案] ×

[题解] 缺氧时如果同时伴有氧合血红蛋白解离曲线的右移，则可以使得机体内 Hb 结合容易释放出来被机体组织细胞利用，反而有利于机体的缺氧情况的改善。

5. [答案] ×

[题解] P_{50}反映了血红蛋白与氧的亲和力，与其成反比关系。

6. [答案] ×

[题解] 血红蛋白增多症的患者，发绀与缺氧可不同时存在。

7. [答案] √

8. [答案] √

9. [答案] √

10. [答案] √

（四）问答题

1. [答题要点] 大量食用含硝酸盐的食物后，硝酸盐在肠道被细菌还原为亚硝酸盐，后者入血后可将大量血红蛋白中的二价铁氧化为三价铁，形成高铁血红蛋白。高铁血红蛋白中的三价铁因与羟基牢固结合而丧失携氧的能力，导致患者缺氧。因高铁血红蛋白为棕褐色，患者皮肤黏膜呈青紫色，故称为肠源性发绀。因患者外呼吸功能正常，故血氧分压及动脉血氧饱和度正常。因高铁血红蛋白增多，血氧容量和血氧含量降低。高铁血红蛋白分子内剩余的二价铁与氧的亲和力增强，使氧解离曲线左移。动脉血氧含量减少和血红蛋白与氧的亲和力增加，造成向组织释放氧减少，动-静脉血氧含量差低于正常。

2. [答题要点] 急性左心衰竭常引起循环性缺氧和低张性缺氧的混合类型。由于心输出量减少，血流速度减慢，组织供血供氧量减少，引起循环性缺氧。同时急性左心衰竭引起广泛的肺淤血和肺水肿，肺泡内氧弥散入血减少而合并呼吸性缺氧。患者血氧分压、动脉血氧含量和血氧饱和度可降低，血氧容量正常，从毛细血管内向细胞弥散的氧量减少，动-静脉血氧含量差可以减少，但如外周血流缓慢，细胞从单位容积血中摄氧量增加，动-静脉血氧含量差可以增大。

3. [答题要点] 该患者晕倒是由于煤气泄漏，CO 中毒引起血液性缺氧，所有血氧指标的变化均符合此型缺氧的特征。机制为：CO 与 Hb 的亲和力大概是氧的 210 倍，空气中 CO 的浓度过高时，大量的 Hb 与 CO 结合形成 HbCO，使 Hb 失去携带 O_2 的能力，致使血氧含量降低，同时 CO 还可以抑制红细胞的糖酵解过程使氧离曲线左移，释放氧减少，最终导致患者严重缺氧而昏迷。

第六章 发 热

一、学习要求与主要内容

（一）目的要求

1. 掌握发热的病因发病学（机制）、内生致热原的种类和特性、中枢发热介质的产生机制及作用部位。

2. 熟悉发热时机体机能代谢变化的规律。

3. 了解发热的处理原则。

（二）主要内容

1. 基本概念：发热、发热激活物、内生致热原（EP）。

2. 发热时的体温调节机制

（1）体温调节中枢。

（2）致热信号传入中枢的途径：①EP 通过血-脑屏障转运入脑；②EP 通过终板血管器作用于体温调节中枢；③EP 通过迷走神经向体温调节中枢传递发热信号。

（3）发热中枢调节介质：①正调节介质，前列腺素 E、Na^{+}/Ca^{2+}比值、环磷酸腺苷、促肾上腺皮质激素释放素及一氧化氮；②负调节介质，精氨酸加压素、黑素细胞刺激素及脂皮质蛋白-1。

（4）体温调节的方式及发热的时相。

3. 生理性体温升高。

4. 代谢与功能的改变

（1）物质代谢的改变：糖代谢、脂肪代谢、蛋白质代谢，以及水、盐及维生素代谢改变。

（2）生理功能改变：中枢神经系统、循环系统、呼吸功能及消化系统功能改变。

（3）防御功能改变：抗感染能力的改变、对肿瘤细胞的影响及急性期反应等。

5. 防治的病理生理学基础。

二、章节知识点思维导图

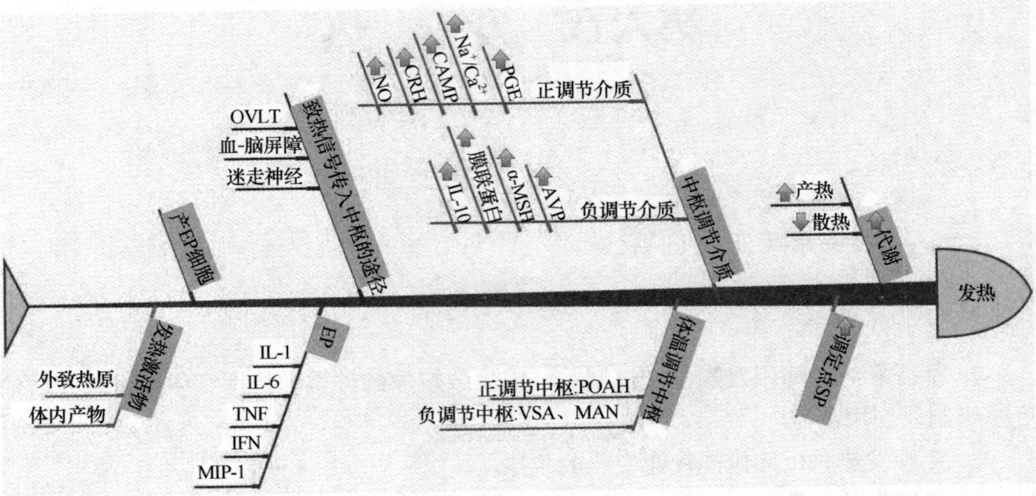

三、复习思考题

（一）单项选择题

【A型题】

1. 下列有关发热概念的叙述哪一项是正确的
   A. 体温超过正常值0.6℃　B. 产热过程超过散热过程
   C. 是临床上常见的疾病　D. 由体温调节中枢调定点上移引起的体温升高
   E. 由体温调节中枢调节功能障碍引起的体温升高
2. 人体最重要的散热途径是
   A. 肺　B. 皮肤　C. 尿　D. 粪　E. 肌肉
3. 下述哪一种体温升高属于过热
   A. 妇女月经前期　B. 妇女妊娠期　C. 剧烈运动后
   D. 先天性无汗腺　E. 流行性脑膜炎
4. 输液反应出现的发热其产生原因多数是由于
   A. 变态反应　B. 药物的毒性反应　C. 外毒素污染
   D. 内毒素污染　E. 霉菌污染
5. 下述哪种物质属内生致热原
   A. 革兰阳性细菌产生的外毒素　B. 革兰阴性菌产生的内毒素
   C. 体内的抗原抗体复合物　D. 体内肾上腺皮质激素代谢产物本胆烷醇酮
   E. 单核细胞等被激活后释放的致热原

6. 内毒素是
A. 革兰阳性菌的菌壁成分，其活性成分是脂多糖
B. 革兰阴性菌的菌壁成分，其活性成分是脂多糖
C. 革兰阳性菌的菌壁成分，其活性成分是核心多糖
D. 革兰阴性菌的菌壁成分，其活性成分是核心多糖
E. 革兰阴性菌的菌壁成分，其活性成分是小分子蛋白质

7. 多数发热发病学的第一环节是
A. 产热增多，散热减少　B. 发热激活物的作用　C. 内生致热原的作用
D. 中枢发热介质参与作用　E. 体温调定点上移

8. 发热患者最常出现
A. 代谢性酸中毒　B. 呼吸性酸中毒　C. 混合性酸中毒
D. 代谢性碱中毒　E. 混合性碱中毒

9. 体温每升高 1℃，心率平均每分钟约增加
A. 5 次　B. 10 次　C. 15 次　D. 18 次　E. 20 次

10. 外致热原引起发热主要是
A. 激活局部的血管内皮细胞，释放致炎物质
B. 刺激局部的神经末梢，释放神经介质
C. 直接作用于下丘脑的体温调节中枢
D. 激活产 EP 细胞导致内生致热原的产生和释放
E. 加速分解代谢，产热增加

11. 发热激活物又称 EP 诱导物，包括
A. IL-1 和 TNF　B. CRH 和 NOS　C. 内生致热原和某些体外代谢产物
D. 前列腺素和其体内代谢产物　E. 外致热原和某些体内产物

12. 病毒的致热物质主要是
A. 全菌体及植物凝集素　B. 全病毒体及血细胞凝集素
C. 全病毒体及裂解素　D. 胞壁肽及血细胞凝集素
E. 全病毒体及内毒素

【B 型题】

（13～15）
A. 血液温度高于体温调定点的阈值，体温不断升高
B. 血液温度低于体温调定点的阈值，体温不断升高
C. 血液温度等于体温调定点的阈值，体温不再升高
D. 血液温度高于体温调定点的阈值，体温开始回降
E. 血液温度低于体温调定点的阈值，体温开始回降

13. 高热持续期

14. 体温下降期
15. 体温上升期

（二）多项选择题

1. 发热时出现心率加快的主要机制是
   A. 心输出量增加　B. 交感-肾上腺髓质系统兴奋性增高
   C. 代谢性酸中毒　D. 血温升高　E. 呼吸加快
2. 发热机体的糖代谢特点是
   A. 肝糖原分解加强　B. 糖有氧分解增加　C. 血糖升高
   D. 肌糖原分解减弱　E. 肝糖原储存减少
3. 体温上升期患者血压略有升高的机制是
   A. 末梢血管收缩　B. 血容量增加　C. 心率加快
   D. 血液黏度增加　E. 心输出量增加
4. 下列哪些情况的体温升高属于发热
   A. 中暑　B. 输液反应　C. 感冒　D. 甲亢　E. 疟疾
5. 属于发热激活物的是
   A. 病毒　B. 前列腺素 E　C. 抗原-抗体复合物
   D. 疟原虫　E. 衣原体

（三）判断题

1. 由于致热原的作用使得机体体温升高，超过正常 0.5℃就称为发热。(　　)

2. 内毒素是最常见的外致热原，耐热性高（干热 160℃，2h 才能够灭活），是血液制品和输液过程中的主要污染物。(　　)

3. 革兰阳性菌感染是最常见的发热原因，除了全菌体致热外，其代谢产物外毒素也是重要的致热物质。(　　)

4. EP 进入脑内后直接使得体温调定点上移。(　　)

5. 患者发热的过程中，由于产热大于散热，使得机体体温维持在一个较高的水平。(　　)

6. 妊娠期妇女的体温升高属于过热。(　　)

7. 寒战发生在体温上升期。(　　)

8. 发热时，一般体温升高 1℃，基础代谢率提高 13%。(　　)

（四）问答题

1. 试述 EP 引起发热的基本机制。
2. 发热时机体心血管系统有哪些变化？

3. 体温升高是否就是发热？发热与过热的基本区别是什么，为什么？

四、复习思考题参考答案及解析

（一）单项选择题

【A 型题】

1. [答案] D

[题解] 致热原作用于体温调节中枢，调定点上移，引起调节性体温升高。

2. [答案] B

[题解] 当环境温度低于人的表层体温时，大部分体热可以通过皮肤的辐射、传导和对流等方式向外界散热。少部分通过呼气、尿、粪等排泄物散热。

3. [答案] D

[题解] 先天性汗腺发育不良或缺乏，是一种性联隐性遗传性综合征。可表现为全身性或局限性无汗，散热障碍、体温升高。

4. [答案] D

[题解] 革兰阴性细菌产生的内毒素（endotoxin，ET）的主要成分为脂多糖，是效应很强的发热激活物，耐热性高，一般干热 160℃、2h 才能灭活，普通方法难以清除，是血液制品和输液过程中的主要污染物。

5. [答案] E

[题解] 单核细胞在发热激活物作用下，产生和释放内生性致热原，引起发热。

6. [答案] B

[题解] 细菌胞壁中的内毒素主要成分是脂多糖。

7. [答案] B

[题解] 发热是由发热激活物作用于机体，激活内生致热原细胞产生和释放内生致热原（endogenous pyrogen，EP），再经一些后继环节引起体温升高，所以发热激活物是引起发热的第一环节。

8. [答案] A

[题解] 发热时，产热增强，耗氧量增加，产生氧债，乳酸生成增多，导致代谢性酸中毒。

9. [答案] D

[题解] ①由于热血刺激窦房结，使心率增快。②代谢增强，耗氧量和二氧化碳生成增多，交感-肾上腺髓质系统兴奋所致。

10. [答案] D

[题解] 来自体外的致热物质称为外致热原，它不能直接作用于机体调节中枢，还需经过 EP 对体温中枢的作用引起发热。

11. [答案] E

[题解] 外致热原包括：病原微生物与寄生虫，以及某些体内产物：抗原抗体复合物，本胆烷醇酮。

12. [答案] B

[题解] 病毒是以全病毒和其所含的血细胞凝集素致热。

【B 型题】

13. [答案] C 14. [答案] D 15. [答案] B

（二）多项选择题

1. [答案] BD

[题解] 发热时交感-肾上腺髓质系统兴奋，CA 增加，心率加快；热的血液刺激窦房结。

2. [答案] ACE

[题解] 发热时糖代谢增强，肝糖原和肌糖原分解增多，血糖升高，甚至出现糖尿；由于代谢分解增强，相对缺氧，无氧酵解增加，ATP 生成减少，乳酸生成增多。

3. [答案] ACE

[题解] 体温上升期，由于心率增快使心输出量增加，加之外周血管收缩，血压可略有上升。

4. [答案] BCE

5. [答案] ACDE

[题解] 前列腺素 E 属于中枢发热介质，其他均为发热激活物。

（三）判断题

1. [答案] ×

[题解] 发热是指在致热原的作用下使得体温调节点上移而引起的调节性体温升高。当体温超过正常值 0.5℃的时候，要注意是调节点的上移引起的体温调节点的改变。

2. [答案] √

[题解] 最常见的致热原是革兰阴性菌胞壁中含有的脂多糖，也就是内毒素。它的特性就是耐热性高，是血液制品和输液过程中的主要污染物。

3. [答案] ×

[题解] 革兰阳性菌感染是常见的发热原因，除了全菌体致热外，其代谢外毒素也是重要的致热物质。但是，它不是最常见的发热原因。内毒素是最常见的导致发热的原因。

4. [答案] ×

[题解] EP 无论以何种方式进入脑，它们仍然不是引起调定点上移的最终物质，

而是可能先作用于体温调节中枢，引起发热中枢介质的释放，继而引起调定点的上移。

5. [答案]　×

[题解]　患者的体温维持在一个较高的水平是由于调节点上移后，产热大于散热，而当体温和调定点相适应时，体温调节中枢在一个较高的水平调节产热和散热，两者几乎相等，所以体温维持在一个较高水平。

6. [答案]　×

[题解]　妊娠期为生理性体温增高。

7. [答案]　√

[题解]　寒战是骨骼肌不随意的周期性收缩。发生在体温上升期，使产热增多，体温上升。

8. [答案]　√

（四）问答题

1. [答题要点]　发热激活物→产 EP 细胞→EP→POAH→中枢发热介质→调定点上移→发热。基本机制包括三个环节：

（1）激活物→产 EP 细胞→EP。EP 作为“信使”，经血液传递到下丘脑体温调节中枢。

（2）EP 作用于下丘脑体温调节中枢神经细胞，产生中枢发热介质，体温调定点上移，体温中枢发出冲动，引起调温效应期的反应。

（3）①通过运动神经，引起骨骼肌紧张性增高或寒战，产热增加。②交感神经兴奋，皮肤血管收缩，散热减少，于是产热大于散热，体温上升至与调定点相适应的水平。

2. [答题要点]

（1）体温每升高 1℃，心率增加 18 次/分。

机制：①血温上升刺激窦房结所致。②交感-肾上腺髓质系统兴奋，儿茶酚胺增多，心率增快。

（2）意义

1）利：可增加心输出量，增加组织血液供应。

2）弊：①心率超过 150 次/分，心输出量反而下降。因此，发热患者应安静休息，尽量减少体力活动和情绪激动。②心率过快，增加心脏负担，对心肌劳损或心脏有潜在性病灶的患者易诱发心力衰竭。

（3）体温上升期心率增快和外周血管收缩，血压轻度升高。高热持续期和退热期，外周血管舒张，血压轻度下降，少数患者因大汗而致虚脱，甚至循环衰竭。

3. [答题要点]

	发热	过热
调定点	上移	不上移
病因	疾病所致	环境温度过高或机体产热增加，散热障碍
发热环节	与致热原有关	与致热原无关
发热程度	一般在 41℃以下	体温较高，可达 41℃

所以体温升高不一定是发热。

第七章　休　　克

一、学习要求与主要内容

（一）目的要求

1. 掌握休克的概念及休克各期微循环变化的发生机制。
2. 掌握休克代偿期微循环变化的代偿意义。
3. 掌握休克时细胞代谢变化及器官功能障碍的发生机制。
4. 熟悉休克的病因及分类方法。
5. 了解休克防治的病理生理学基础。

（二）主要内容

1. 基本概念：休克、微循环、急性呼吸功能衰竭（休克肺）、休克肾、心肌抑制因子。

2. 休克的分期与发病机制

（1）休克的分期。

（2）休克早期的微循环变化及发生机制：①微循环的变化；②微循环障碍的机制，儿茶酚胺、血管紧张素Ⅱ、血管加压素及血栓素增多；③休克早期微循环变化的代偿意义，“自我输血”“自我输液”及血液重新分布。

（3）休克期的微循环变化及发生机制：①微循环的变化；②微循环障碍的机制，乳酸、组胺、激肽及腺苷增多；③休克期微循环变化失代偿的后果，心输出量降低、血压下降及心脑供血减少。

（4）休克晚期的微循环变化及发生机制：①微循环的变化；②微循环障碍的机制，血液高凝状态、内源性凝血系统和外源性凝血系统激活及血细胞受损；③微循环变化的后果（即 DIC 的后果）：出血、多器官功能衰竭及全身炎症反应综合征。

3. 休克时细胞代谢的改变及器官功能障碍

（1）细胞代谢障碍：①供氧不足，能量生成减少；②酵解增强，局部酸中毒。

（2）细胞损伤与凋亡：①细胞损伤，细胞膜、线粒体和溶酶体损伤；②细胞凋亡。

（3）重要器官功能衰竭：①急性肾功能衰竭（休克肾），包括功能性肾功能衰竭和器质性肾功能衰竭；②休克肺，其发生机制主要包括肺泡-毛细血管上皮通透性增高、肺泡表面活性物质减少、肺内 DIC；③心功能障碍，其机制为冠脉供血减少、酸中毒和高钾血症使心肌收缩性减弱及心肌抑制因子形成等；④脑功能、胃肠道、肝功能障碍及多系统器官功能衰竭。

4. 休克防治的病理生理基础。

二、章节知识点思维导图

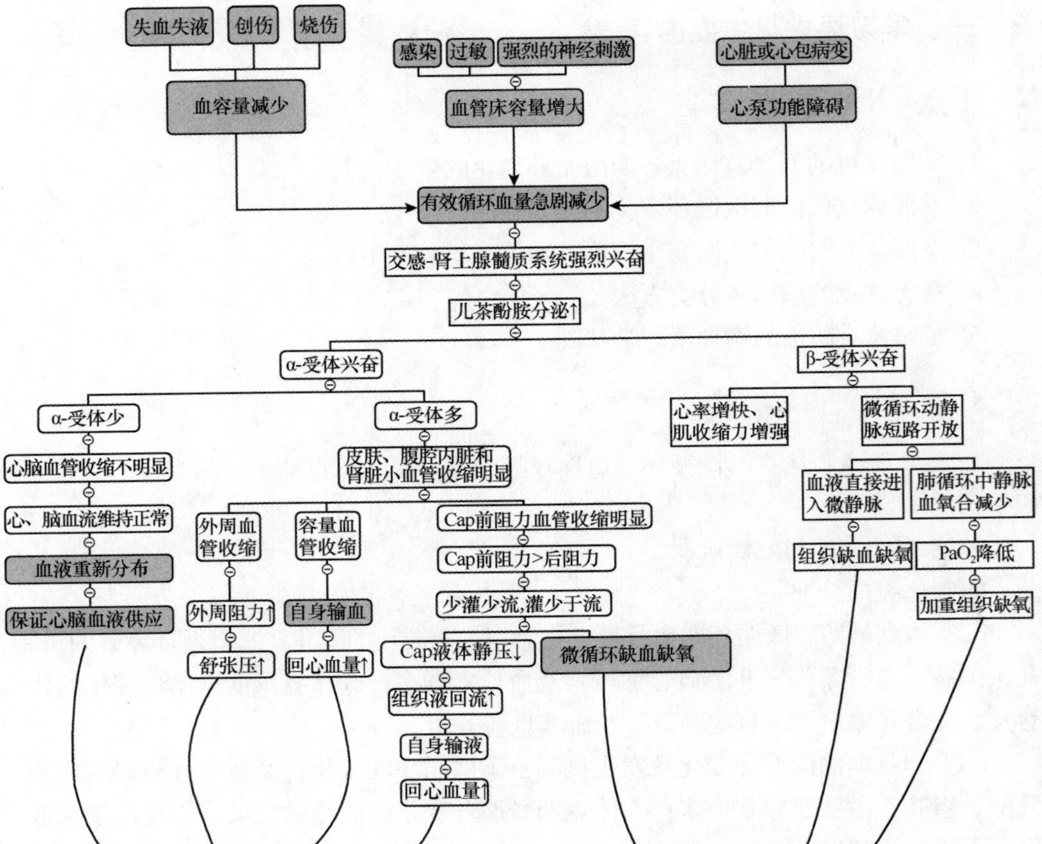

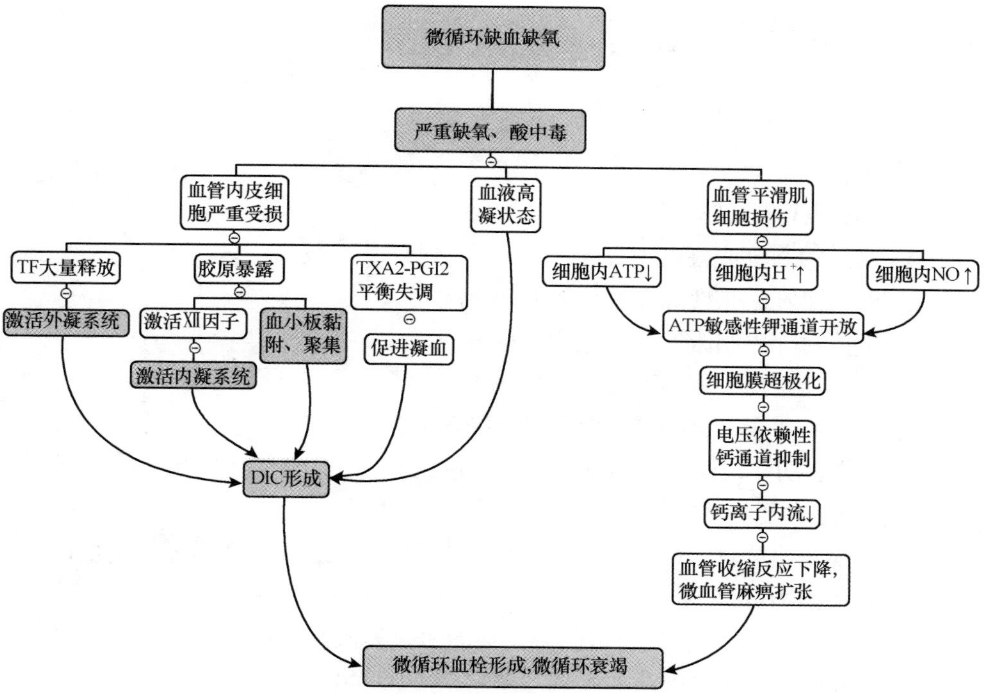
微循环缺血缺氧
严重缺氧、酸中毒
血管内皮细胞严重受损
血液高凝状态
血管平滑肌细胞损伤
TF大量释放
胶原暴露
TXA2-PGI2平衡失调
细胞内ATP↓
细胞内H⁺↑
细胞内NO↑
激活外凝系统
激活Ⅻ因子
血小板黏附、聚集
促进凝血
ATP敏感性钾通道开放
激活内凝系统
细胞膜超极化
电压依赖性钙通道抑制
DIC形成
钙离子内流↓
血管收缩反应下降，微血管麻痹扩张
微循环血栓形成，微循环衰竭

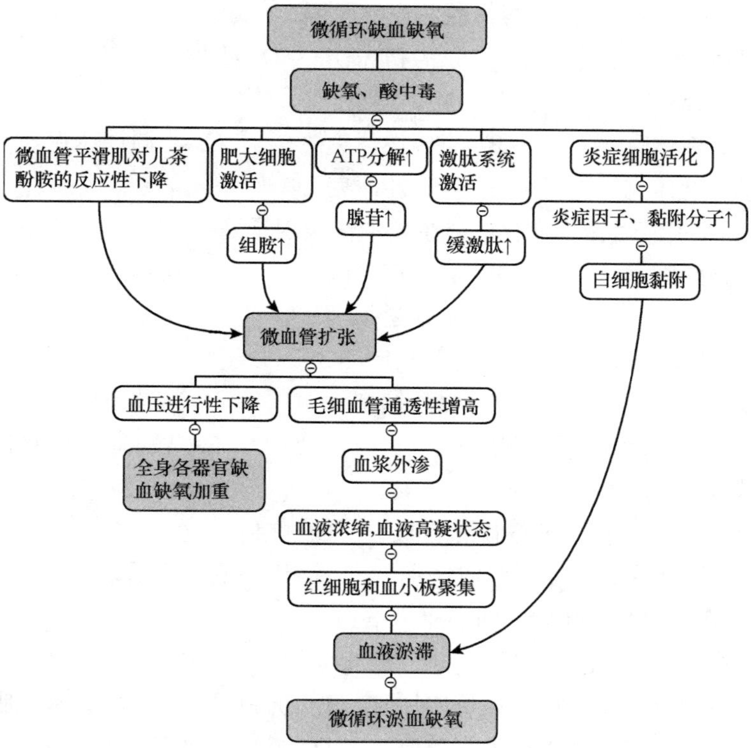
微循环缺血缺氧
缺氧、酸中毒
微血管平滑肌对儿茶酚胺的反应性下降
肥大细胞激活
ATP分解↑
激肽系统激活
炎症细胞活化
腺苷↑
炎症因子、黏附分子↑
组胺↑
缓激肽↑
白细胞黏附
微血管扩张
血压进行性下降
毛细血管通透性增高
全身各器官缺血缺氧加重
血浆外渗
血液浓缩，血液高凝状态
红细胞和血小板聚集
血液淤滞
微循环淤血缺氧

三、复习思考题

（一）单项选择题

【A 型题】

1. 休克的现代概念是
   A. 剧烈的震荡或打击
   B. 外周血管紧张性降低所致的循环衰竭
   C. 机体对外界刺激发生的应激反应
   D. 以血压降低、尿量减少为主要表现的综合征
   E. 有效循环血量急剧减少使全身微循环血液灌注严重不足，以致细胞损伤、重要器官功能代谢障碍的全身性病理过程
2. 休克的最主要的特征是
   A. 心输出量降低　B. 动脉血压降低　C. 组织微循环灌流量锐减
   D. 外周阻力升高　E. 外周阻力降低
3. 成年人急性失血达到总血量的多少会能引起失血性休克
   A. 10%　B. 20%　C. 30%　D. 40%　E. 50%
4. 下列哪一类不属于低血容量性休克的原因
   A. 失血　B. 烧伤　C. 挤压伤　D. 感染　E. 脱水
5. 高排低阻型休克最常见于下列哪一类休克
   A. 失血性休克　B. 烧伤性休克　C. 心源性休克
   D. 感染性休克　E. 创伤性休克
6. 休克早期引起微循环变化的最主要的体液因子是
   A. 儿茶酚胺　B. 心肌抑制因子　C. 血栓素 A_2
   D. 内皮素　E. 血管紧张素Ⅱ
7. 休克早期交感-肾上腺髓质系统处于
   A. 强烈兴奋　B. 强烈抑制　C. 变化不明显
   D. 先兴奋，后抑制，最后衰竭　E. 先抑制，后兴奋
8. 自身输血的作用主要是指
   A. 容量血管收缩，回心血量增加　B. 抗利尿激素增多，水重吸收增加
   C. 醛固酮增多，钠水重吸收增加　D. 组织液回流增多
   E. 动-静脉吻合支开放，回心血量增加
9. 自身输液的作用主要是指
   A. 容量血管收缩，回心血量增加　B. 抗利尿激素增多，水重吸收增加
   C. 醛固酮增多，钠水重吸收增加　D. 组织液回流多于生成
   E. 动-静脉吻合支开放，回心血量增加

10. 休克早期动脉血压变化的特点是

A. 升高　B. 降低　C. 正常或略降　D. 先降后升　E. 先升后降

11. 休克早期血流量基本不变的器官是

A. 心脏　B. 肝　C. 肾　D. 肺　E. 脾

12. 休克期微循环变化的特征是

A. 微动脉端收缩，微静脉端舒张　B. 微动脉端收缩，微静脉端收缩

C. 微动脉端舒张，微静脉端舒张　D. 微动脉端舒张，微静脉端收缩

E. 微动脉端舒张程度大于微静脉端舒张

13. 休克早期（微循环缺血期）微循环的变化下列哪一项是错误的

A. 微动脉收缩　B. 后微动脉收缩　C. 毛细血管前括约肌收缩

D. 动静脉吻合支收缩　E. 微静脉收缩

14. 休克的下列临床表现哪一项是错误的

A. 烦躁不安或表情淡漠甚至昏迷　B. 呼吸急促、脉搏细速

C. 血压均下降　D. 面色苍白或潮红、发绀

E. 尿少或无

15. 休克时组织细胞缺血缺氧必然导致

A. 高碳酸血症　B. 乳酸堆积　C. 酮体堆积

D. 呼吸性碱中毒　E. 代谢性碱中毒

16. 反映高动力型（高排低阻型）休克血流动力学变化的主要指标是

A. 血压下降，心率加快　B. 外周阻力增加，心输出量下降

C. 中心静脉压和肺楔入压降低　D. 外周阻力降低，心输出量升高

E. 心脏射血分数降低

17. 下列体液性物质与休克期血管扩张，微循环障碍发生有重要关系，但哪一种体液性物质在其中不起作用

A. K^+　B. 腺苷　C. H^+　D. 血管紧张素Ⅱ　E. 激肽

【B 型题】

（18～20）

A. 少灌少流　B. 多灌少流　C. 不灌不流　D. 少灌多流　E. 多灌多流

18. 休克早期微循环灌流的特点是

19. 休克中期微循环灌流的特点是

20. 休克晚期微循环灌流的特点是

（21～24）

A. 低血容量性休克　B. 心源性休克　C. 过敏性休克

D. 神经源性休克　E. 感染性休克

21. 大面积心肌梗死可引起

22. 严重腹泻可引起
23. 剧烈疼痛可引起
24. 以血管扩张、血管床容量增加为其主要发病环节的是

（25～28）

A. 肺功能不全　B. 肝衰竭　C. 肾衰竭
D. 胃肠道衰竭　E. 免疫系统功能障碍

25. 多器官功能障碍综合征（MODS）患者通常最先出现
26. MODS 时不易被人们发现，但发生率位居第二位的是
27. MODS 时应激性溃疡作为其判断标准的是
28. MODS 时雌激素有助于预防的是

（二）多项选择题

1. 在各类休克晚期均可发生内毒素血症是由于
A. 肠黏膜失用性萎缩　B. 胃肠缺血、缺氧　C. 继发革兰阳性菌败血症
D. 肝功能障碍　E. 内毒素从肠道吸收入血增加
2. 休克时酸中毒对机体的影响
A. 使氧离曲线左移　B. 促使 DIC 发生　C. 使心肌收缩性减弱
D. 使血钾升高　E. 血管扩张
3. 心肌抑制因子的作用为
A. 使心肌收缩减弱　B. 使腹腔内脏小血管收缩　C. 降低肾泌尿功能
D. 抑制网状内皮系统的吞噬功能　E. 减少大脑血供
4. 休克时 ATP 不足可引起哪些后果
A. 细胞内 Na^+增多　B. 细胞内 K^+增多　C. 细胞水肿
D. 细胞脱水　E. 细胞外 K^+增多
5. 休克时脑功能障碍一般发生在
A. 休克早期　B. 休克中期　C. 休克晚期
D. 经治疗后休克的血流动力学已恢复时　E. 休克全程
6. 休克肺患者尸解的病理改变有
A. 间质性和肺泡性肺水肿　B. 局限性肺不张
C. 肺毛细血管内微血栓堵塞　D. 肺泡透明膜形成　E. 肺气肿
7. 扩血管药物不宜用于
A. 失血性休克　B. 心源性休克　C. 过敏性休克
D. 高排低阻型休克　E. 创伤性休克

（三）判断题

1. 低血容量性休克在临床上出现“三高一低”的典型表现：中心静脉压、心输出量、动脉血压升高，总外周阻力降低。(　　)

2. 休克Ⅰ期微循环改变的特点主要是微动脉、后微动脉和毛细血管前括约肌收缩，使毛细血管前阻力增加，真毛细血管开放，血流速度减慢。组织出现多灌少流的情况。(　　)

3. 皮肤、腹腔内脏和肾脏的血管 β-受体密度高，对儿茶酚胺不敏感，收缩不明显。(　　)

4. 休克Ⅱ期微循环的特征性改变是淤血。(　　)

5. 感染性休克多属于低排高阻型休克，外周血管处于收缩痉挛状态。(　　)

6. 休克难治与 DIC 的发生有关，若不发生 DIC，休克不难治。(　　)

7. 休克早期除了儿茶酚胺外，AngⅡ、ADH 均增多。(　　)

8. 休克早期尿量减少是功能性肾衰竭的表现,可通过恢复有效循环血量得到恢复。(　　)

9. MDF 主要由缺血的胰腺产生，可使心肌收缩性减弱。(　　)

10. 对于失血性休克，输血输液的原则是“失多少，补多少”。(　　)

（四）问答题

1. 试述失血性休克早期动脉血压变化的特点及其机制。

2. 试述休克早期变化的代偿意义。

3. 试述休克期微循环变化的特征及其机制。

4. 患者，男，19 岁，外出务工，不慎从高处坠落，事发后由他人救起。体检：面色苍白、脉搏细弱，四肢冷、出汗，左耻骨联合及大腿根部大片瘀斑、血肿。血压 65/50mmHg，心率 125 次/分，体温 36.8℃。伤后送医院，途中患者渐转入昏迷，皮肤瘀斑，最终死亡。

问题：该患者应属何种休克？送院前该患者处于休克哪一阶段？此阶段微循环变化的特点是什么？请从病理生理的角度提出抢救此患者的原则。

四、复习思考题参考答案及解析

（一）单项选择题

【A 型题】

1. [答案]　E

[题解]　各种病因强烈作用，有效循环血量急剧减少，组织血液灌流不足，导致主

要器官功能严重障碍的全身性病理过程。

2. [答案] C

[题解] 休克时微循环功能紊乱，组织细胞灌流不足是休克的主要特征性变化，也是各种机能代谢变化的基础。

3. [答案] B

[题解] 慢性少量失血机体往往可以代偿，但急性大量失血，一次失血量超过总血量的20%即能引起失血休克（成人总血量约为5000 ml，其20%约是1000 ml）。

4. [答案] D

[题解] 单纯感染一般不伴有体液明显丢失，血容量可基本保持正常。

5. [答案] D

[题解] 低血容量性休克包括失血性、烧伤性、创伤性休克及心源性休克，均属高阻力型休克。感染性休克有部分病例属高排低阻型休克（暖休克）。

6. [答案] A

[题解] 有效循环血量减少，交感-肾上腺髓质系统强烈兴奋，儿茶酚胺大量释放，引起血管收缩，主要生命血液灌流不足和细胞功能紊乱。

7. [答案] A

[题解] 各种原因引起的有效循环血量减少导致交感-肾上腺髓质系统强烈兴奋，儿茶酚胺大量释放入血。

8. [答案] A

[题解] 静脉系统属容量血管，可容纳总血量的60%～70%；休克时肌性微静脉和小静脉收缩，可增加回心血量。

9. [答案] D

[题解] 休克早期，由于微动脉、后微动脉和毛细血管前括约肌比微静脉对儿茶酚胺更为敏感，毛细血管前阻力大于后阻力，毛细血管中流体静压下降，组织液血流增多，起“自身输液”作用。

10. [答案] C

[题解] 该期血压可骤降（如大出血），也可略降，甚至正常（代偿），但脉压多明显缩小。

11. [答案] A

[题解] 休克时，由于有效循环血量锐减，出现血液重新分布，因不同器官血管对儿茶酚胺反应不一：皮肤、腹腔内脏器和肾的血管 α-受体密度高，对儿茶酚胺比较敏感，血管收缩；而脑动脉和冠状动脉血管无明显改变，这种变化起“稳缓救急”的作用，保证心、脑的功能。

12. [答案] C

[题解] 此期由于缺氧，CO_2和乳酸在体内堆积，发生酸中毒，导致血管平滑肌对

儿茶酚胺的反应性降低，毛细血管前、后阻力血管扩张血液进入真毛细血管网，血液流速变慢引起微循环淤血。

13. [答案] D

[题解] 休克初期，微循环中的动静脉吻合支是开放的，使一部分动脉血绕过毛细血管网，直接进入微静脉，造成组织缺血性缺氧。

14. [答案] C

[题解] 休克初期，交感-肾上腺髓质系统强烈兴奋，儿茶酚胺大量释放入血，血管收缩，血压并不一定下降。甚至可代偿性地回升到正常，故认为休克时血压均下降是错误的。

15. [答案] B

[题解] 由于缺血缺氧，线粒体氧化磷酸化障碍，糖酵解加强，乳酸生成增多，导致代谢性酸中毒。

16. [答案] D

[题解] 高动力型休克，是感染性休克中一种特殊的类型，发病过程中有大量炎症介质产生使小血管扩张、外周阻力降低、回心血量增加，而导致心输出量增加。

17. [答案] D

[题解] 血管紧张素Ⅱ是缩血管物质。

【B 型题】

18. [答案] A

[题解] 由于毛细血管前阻力增加，其毛细血管网关闭，动-静脉吻合支开放，血液通过直接通路和开放的动静-脉吻合支血流，所以微循环灌流特点是少灌少流。

19. [答案] B

[题解] 毛细血管后阻力大于前阻力，所以微循环灌流特点是多灌少流。

20. [答案] C

[题解] 由于严重缺血和酸中毒，微血管平滑肌失去对儿茶酚胺的反应，呈麻痹性扩张，微循环血流停止，所以不灌不流。

21. [答案] B

22. [答案] A

23. [答案] D

24. [答案] C

25. [答案] A

[题解] 肺是全身静脉血的滤器和重要代谢器官，肺功能不全在 MODS 患者通常最先出现。

26. [答案] B

[题解] 由于肝代谢能力强，MODS 时肝衰竭常不易被人们发现。

27. [答案] D

28. [答案] E

[题解] 有资料表明，雌激素可预防免疫系统功能障碍，一般认为是通过调节胸腺功能发挥作用。

（二）多项选择题

1. [答案] ABDE

[题解] 各类休克晚期，均可发生内毒素血症。这是由于肠道内菌丛大量繁殖产生的内毒素可因肠黏膜屏障作用削弱而大量入血。缺血、淤血等原因也可引起肝脏损害，使从肠道入血的细菌内毒素不能充分被解毒，而促进内毒素血症的发生。

2. [答案] BCDE

[题解] 酸中毒损伤血管内皮，使胶原纤维暴露，激活内源性凝血系统，促使 DIC 发生，酸中毒时，Na^+、H^+移向细胞内，K^+从细胞内逸出至细胞外液，可导致高血钾；酸中毒时，H^+、Ca^{2+}与肌钙蛋白竞争性结合，使 Ca^{2+}与肌钙蛋白结合减少，影响心肌收缩性能，酸中毒使氧离曲线右移，而不是左移。

3. [答案] ABD

[题解] 心肌抑制因子（MDF）是一种低分子多肽，休克时其血浆浓度可达 0.1～1ng/ml，MDF 作用主要是使心肌收缩性减弱，也能使腹腔内小血管收缩及抑制网状质系统的吞噬功能。

4. [答案] ACE

[题解] ATP 不足细胞膜上钠泵（Na^+-K^+-ATP 酶）运转失灵，因而细胞内 Na^+增多，导致细胞水肿及细胞外液 K^+增多。

5. [答案] BC

[题解] 休克早期，由于血液重新分布，脑功能一般没有明显障碍，休克期及休克晚期，动脉血压进行性降低，脑的灌流严重不足，由于脑的耗氧率很高，对缺血氧极为敏感，可出现脑功能障碍。

6. [答案] ABCD

[题解] 上述均为休克肺的病理特点，由于有上述变化的肺发生严重的肺泡通气血液比例失调和弥散障碍，从而发生进行性低氧血症，且此种低血氧难用一般供氧方法所纠正。

7. [答案] CD

[题解] 因过敏性休克和高排低阻型休克患者血管已扩张，故不宜再使用扩血管药。

（三）判断题

1. [答案] × 2. [答案] × 3. [答案] × 4. [答案] √ 5. [答案] ×
6. [答案] × 7. [答案] √ 8. [答案] √ 9. [答案] √ 10. [答案] ×

（四）问答题

1. [答题要点] 休克代偿期患者的血压可轻度下降或不下降。有时患者因代偿作用反而比正常略升高，但脉压大多明显缩小。维持动脉血压的重要机制：①“自身输血”和“自身输液”，使回心血量增加；②交感神经兴奋和儿茶酚胺增多，使心率加快，心收缩力加强，心输出量增加；③交感神经兴奋和儿茶酚胺增多，使全身小动脉收缩，外周阻力增加，血压升高。

2. [答题要点] 休克Ⅰ期微循环变化特点是缺血、缺氧。这种变化虽然可导致皮肤、腹腔内脏各器官缺血、缺氧，但从整体看，却具有代偿意义。①“自身输血”：肌性微动脉和小静脉收缩，肝脾储血库收缩，迅速增加回心血量，减少血管床容积，维持血压稳定；②“自身输液”：由于微动脉、后微动脉和毛细血管前括约肌比微静脉对儿茶酚胺更敏感，导致毛细血管前阻力大于后阻力，毛细血管中流体静压下降，组织液血流增多；③血液重新分布，不同器官的血管对儿茶酚胺反应敏感性不同，皮肤、腹腔内脏和肾脏血管 α-受体密度高，对儿茶酚胺比较敏感，收缩明显，而脑动脉和冠状动脉血管则无明显改变。保证心、脑、肾等生命器官的功能。

3. [答题要点] 休克期又称为休克进展期，可逆性失代偿期，休克Ⅱ期，休克中期。此期微循环变化特点是淤血：①内脏微血管自律运动消失，终末血管床对儿茶酚胺的反应性降低，血管扩张；②微动脉和后微动脉痉挛较前减轻，血液不再局限于通过直接通路回流，而是由弛张的毛细血管前括约肌大量进入真毛细血管网；③微循环灌流的特点：灌多流少，毛细血管中血液淤滞，处于低灌流状态，组织细胞严重淤血性缺氧，故名淤血性缺氧期。

机制：①酸中毒，缺氧和淤血使 CO_2 和乳酸堆积，微血管平滑肌对儿茶酚胺反应性降低；②局部舒血管代谢产物增多，包括肥大细胞释放的组胺，ATP 分解产物腺苷堆积，激肽类物质生成增多等，细胞解体（坏死），释放 K^+增多，Ca^{2+}内流减少，使血管反应性与收缩性降低；③血流流变学改变；④内毒素的作用。

4. [答题要点]

（1）该患者应属失血性休克（低血容量性休克）。

（2）送院前该患者处于休克初期（缺血缺氧期）。

（3）此阶段微循环变化的特点是：休克早期，由于各种原因引起有效循环血量减少，交感-肾上腺髓质系统兴奋，儿茶酚胺大量释放入血，皮肤、内脏和肾的小血管收缩痉挛，其微循环变化特点是缺血、缺氧。微动脉、后微动脉、毛细血管前括约肌收缩，前阻力高于后阻力；真毛细血管网关闭，血流量减少，血流速度减满；β-肾上腺素受体受到刺激，使动-静脉吻合支回流，导致循环非营养性分流增加，营养性血流减少；微循环灌注是少灌、少流，灌少于流，组织缺血、缺氧，故称为缺血缺氧期。

（4）请从病理生理的角度提出抢救此患者的原则：见教材“休克防治的病理生理基础”。

第八章　弥散性血管内凝血

一、学习要求与主要内容

（一）目的要求

1. 掌握弥散性血管内凝血的概念、原因、发病机制。
2. 掌握弥散性血管内凝血时机体功能代谢变化及其发生机制。
3. 熟悉影响弥散性血管内凝血发生发展的因素。
4. 熟悉“3P”试验的原理。
5. 了解弥散性血管内凝血的分期及其防治的病理生理学基础。

（二）主要内容

1. 基本概念：弥散性血管内凝血、溶血性贫血、“3P”试验。
2. DIC 的原因：产科意外、感染性疾病、恶性肿瘤、严重创伤、毒蛇咬伤等。
3. DIC 的发病机制

（1）组织因子释放，启动凝血系统。

（2）血管内皮细胞损伤，凝血、抗凝调控失调。

（3）血细胞大量破坏，血小板被激活。

（4）其他促凝物质入血。

4. 影响弥散性血管内凝血发生发展的因素

（1）单核吞噬细胞系统功能受损。

（2）血液凝固的失调及血液高凝状态。

（3）肝功能严重障碍。

（4）微循环障碍。

5. 弥散性血管内凝血的临床表现及其发生机制

（1）出血：①凝血物质被消耗而减少；②纤溶系统被激活；③纤维蛋白（原）降解产物（FDP/FgDP）形成。

（2）休克：①广泛微血栓形成；②血管床容量增加；③血容量减少；④心泵功能障碍。

（3）脏器功能障碍。

（4）微血管病性溶血性贫血。

二、章节知识点思维导图

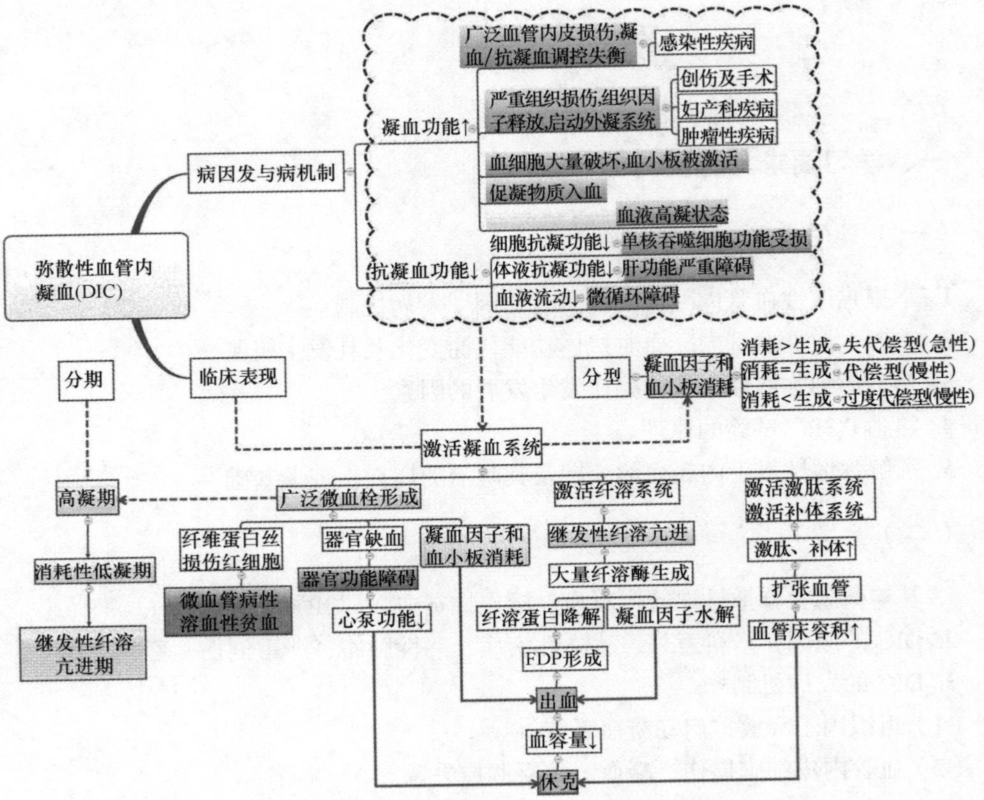

三、复习思考题

（一）单项选择题

【A 型题】

1. 在启动凝血过程中起主要作用的是

   A. 血小板　B. FⅦ　C. FⅫ　D. FⅢ　E. 凝血酶

2. 血小板释放反应中，致密颗粒可释放

   A. 5-HT　B. 纤维蛋白原　C. TXA_2　D. 纤维连接蛋白　E. 凝血酶敏感蛋白

3. 使 AT-Ⅲ灭活凝血酶作用明显增强并在血管内皮细胞表达的是

   A. PGI_2　B. NO　C. ADP 酶　D. APC　E. HS

4. 全身性 shwartzman 反应促进 DIC 发生的原因是
   A. 抗凝物质合成障碍　B. 血液高凝状态　C. 单核-吞噬细胞系统功能受损
   D. 微循环障碍　E. 纤溶系统受抑制
5. DIC 患者常表现为
   A. 少尿　B. 出血　C. 呼吸困难　D. 贫血　E. 嗜睡
6. 急性 DIC 过程中，各种凝血因子均可减少，其中减少量最为突出的是
   A. 纤维蛋白原　B. 凝血酶原　C. Ca^{2+}　D. FⅩ　E. FⅫ
7. DIC 引起的贫血属于
   A. 再生障碍性贫血　B. 失血性贫血　C. 中毒性贫血
   D. 溶血性贫血　E. 缺铁性贫血
8. DIC 最主要的病理生理学特征是
   A. 大量微血栓形成　B. 凝血功能失常　C. 纤溶过程亢进
   D. 凝血物质大量被消耗　E. 溶血性贫血
9. 引起微血管病性溶血性贫血发生的主要因素是
   A. 微血管内皮细胞大量受损　B. 纤维蛋白丝在微血管内形成细网
   C. 小血管内血流淤滞　D. 微血管内大量微血栓形成
   E. 小血管强烈收缩
10. DIC 时，血液凝固性表现为
   A. 凝固性增高　B. 凝固性降低　C. 凝固性先增高后降低
   D. 凝固性先降低后增高　E. 凝固性无明显变化
11. 关于 D-二聚体的表述，哪一项是错误的
   A. 在继发性纤溶亢进时，血中 D-二聚体增高
   B. 在原发性纤溶亢进时，血中 FDP 增高，D-二聚体并不增高
   C. D-二聚体是纤溶酶分解纤维蛋白的产物
   D. D-二聚体是纤溶酶分解纤维蛋白原的产物
   E. D-二聚体是 DIC 诊断的重要指标
12. 大量使用肾上腺皮质激素容易诱发 DIC 是因为
   A. 组织凝血活酶大量入血　B. 血管内皮细胞广泛受损
   C. 增加溶酶体膜稳定性　D. 单核吞噬细胞系统功能抑制
   E. 肝素的抗凝活性减弱

【B 型题】

（13～14）
   A. 醛固酮增多症　B. Addison 病　C. 华-佛综合征
   D. 库欣综合征　E. 席汉综合征
13. DIC 累及肾上腺时可发生

14. DIC 累及垂体时可发生

（15～17）

A. 纤溶系统异常活跃，FDP 增多

B. 广泛微血栓形成，血中凝血因子和血小板减少

C. 纤溶系统异常活跃，血中凝血因子和血小板增多

D. 凝血系统被激活，血中凝血酶增多

E. 凝血系统被激活，FDP 增多

15. 高凝期

16. 消耗性低凝期

17. 继发性纤溶亢进期

（18～20）

A. 血管内皮广泛受损激活Ⅻ因子导致 DIC

B. 组织严重破坏，造成组织因子入血导致 DIC

C. 红细胞大量破坏导致 DIC

D. 白细胞大量破坏导致 DIC

E. 其他促凝物质入血导致 DIC

18. 急性早幼粒细胞白血病是通过

19. 毒蛇咬伤是通过

20. 恶性肿瘤坏死是通过

（二）多项选择题

1. 引起急性 DIC 常见的原因有

A. 恶性肿瘤　B. 严重创伤　C. 严重感染

D. 异型输血　E. 产科意外

2. 在 DIC 发病过程中容易发生功能衰竭的脏器有

A. 心脏　B. 肾脏　C. 肝脏　D. 肺脏　E. 肾上腺

3. 妊娠 3 周开始，孕妇血液中增多的物质有

A. PAI　B. AT-Ⅲ　C. t-PA　D. 血小板　E. Cas

4. 纤维蛋白（原）降解产物中，具有抗凝血酶作用的片段是

A. D 片段　B. E 片段　C. Y 片段　D. X 片段　E. 纤维肽 A

5. DIC 患者可出现哪些临床表现

A. 出血　B. 休克　C. 库欣综合征　D. 贫血　E. 少尿

（三）判断题

1. 创伤、烧伤、产科意外等可导致组织损伤，释放大量组织因子入血，从而启动

内源性凝血系统。(　　)

2. 各种 FDP 片段的检查在 DIC 的诊断中具有重要意义，在 DIC 患者中，“3P” 实验可呈阴性。(　　)

3. DIC 患者可伴有一种特殊类型的贫血——微血管病性溶血性贫血。(　　)

4. FDP 具有抗凝和增加血管通透性的作用。(　　)

5. DIC 与休克互为因果，形成恶性循环。(　　)

6. 在 DIC 的消耗性低凝期，凝血因子和血小板因出血导致大量丢失。(　　)

7. DIC 的出血表现常为较固定部位的皮肤出血，瘀斑。(　　)

8. D-二聚体检测是反映继发纤溶亢进的重要指标。(　　)

9. DIC 时会发生出血和贫血表现，通常是贫血程度比出血程度严重。(　　)

10. 纤溶酶可分解 Fbn 但不能分解 Fbg。(　　)

（四）问答题

1. 简述严重感染导致 DIC 的机制。

2. 简述 DIC 引起出血的机制。

3. 某患儿发热、呕吐、皮肤有出血点入院，出血点涂片检查见脑膜炎双球菌。治疗中出血点逐渐增多呈片状，血压由入院时的 92/64mmHg（12.2/8.5kPa）降至 60/40mmHg（8.0/5.3kPa）。

试分析：

（1）患儿可能是什么诊断？诊断依据是什么？

（2）应进一步对该患儿做什么检查？

（3）简述患儿发生此种病理过程的原因是什么？

四、复习思考题参考答案及解析

（一）单项选择题

【A 型题】

1. [答案]　D

[题解]　目前认为，在启动凝血过程中起主要作用的是外源性凝血系统的激活。外源性凝血系统的激活是以组织因子的释放为开始的。组织因子（tissue factor，TF）是由 263 个氨基酸残基构成的跨膜蛋白。血管外层的平滑肌细胞、成纤维细胞、周细胞可恒定表达 TF，一旦血管壁损伤，则可启动凝血系统产生作用。但是，与血浆直接接触的血管内皮细胞，以及血液中的单核细胞，中性粒细胞，以及有可能接触血液的组织巨噬细胞等，并不表达 TF。因此，血液中可能有少量激活的凝血因子Ⅶ（Ⅶa），但正常时，由于血管内没有 TF 释放，凝血过程不能启动。

2. [答案] A

3. [答案] E

4. [答案] C

5. [答案] B

[题解] 出血常为 DIC 患者最初的表现。可有多部位出血倾向，如皮肤瘀斑、紫癜、呕血、黑便、咯血、血尿、牙龈出血、鼻出血及阴道出血等。出血程度不一，严重者可同时多部位出血；轻者可只有伤口或注射部位渗血不止。导致出血的机制可能与 FDP 形成有关。

6. [答案] A

[题解] 纤维蛋白原是凝血过程中一系列酶促反应的最终底物，故 DIC 时，各种凝血因子均减少，而以纤维蛋白原消耗最为突出，因此血浆纤维蛋白原含量测定是 DIC 的主要实际诊断依据之一。

7. [答案] D

[题解] DIC 的发生是微循环毛细血管内有广泛的纤维蛋白性微血栓形成，纤维蛋白丝在微血管内形成许多细网，当大量红细胞通过这些网孔时，被这些网丝黏着、切割，再加上血流不断冲击，或微血栓堵塞毛细血管，红细胞从内皮细胞间隙被“挤压”出血管外而造成。红细胞大量破坏，故 DIC 引起的贫血是由于红细胞在微血管内破坏而造成的。称为微血管病性溶血性贫血。

8. [答案] B

[题解] DIC 是在某些致病因子作用下，凝血因子或血小板被激活，而引起的一个以凝血功能失常为主要特征的病理过程。凝血主要功能失常包括 DIC 早期凝血活性增多而形成大量的微血栓，也包括由于凝血物质大量消耗及继发性纤溶增强所引起的广泛出血等。

9. [答案] B

[题解] 由微血管内形成的纤维蛋白细丝网构成的微血栓阻塞血管，当大量红细胞通过这些蛋白网丝时，而被迫切割破坏。

10. [答案] C

[题解] 在 DIC 发病中，早期因凝血过程被激活，大量凝血酶生成，血液处于高凝阶段，形成大量微血栓。随着凝血过程的激活，凝血物质不断地消耗，同时继发性纤溶活性增强，故在 DIC 晚期又称为低凝状态，临床改变是器官明显出血。

11. [答案] D 12. [答案] D

【B 型题】

13. [答案] C 14. [答案] E 15. [答案] D 16. [答案] B 17. [答案] A

18. [答案] D 19. [答案] E 20. [答案] B

（二）多项选择题

1. [答案]　ABCDE

[题解]　引起 DIC 的原因很多，最常见的是感染性疾病，占 31%～43%，其中包括细菌、病毒等感染、败血症等，其次为恶性肿瘤，占 24%～34%，产科意外也常见，占 4%～12%，大手术和创伤占 1%～5%。此外，缺氧、酸中毒等也促进 DIC 的发生、发展。

2. [答案]　BD

[题解]　通过尸检发现，约 90%DIC 病例的血管内有微血栓沉着，其中以肺、肾、胃肠道等器官较为常见。肾是休克所致弥散性血管内凝血时最易受损的器官。

3. [答案]　AD

4. [答案]　BC

5. [答案]　ABCDE

（三）判断题

1. [答案]　×　2. [答案]　√　3. [答案]　√　4. [答案]　√　5. [答案]　√

6. [答案]　×　7. [答案]　×　8. [答案]　√　9. [答案]　√　10. [答案]　×

（四）问答题

1. [答题要点]

①严重感染时产生 TNF-α、IL-1 等，使内皮细胞 TF 表达增加；同时使内皮细胞上的 TM、HS 的表达明显减少，这样一来，血管内皮细胞表面原来的抗凝状态变为促凝状态；②内毒素可损伤血管内皮细胞，暴露胶原，使血小板黏附、激活、聚集、释放 ADP、TXA2 等，促进微血栓形成；③严重感染时释放的细胞因子可激活白细胞，白细胞可释放蛋白酶、活性氧等炎症介质，损伤血管内皮细胞，抗凝功能降低；④严重感染时产生的细胞因子，使内皮细胞产生 t-PA 减少，而 PAI-1 增多。总之，严重感染时，由于机体凝血系统功能增强，抗凝及纤溶不足，凝血与抗凝血平衡紊乱，促进 DIC 的发生。

2. [答题要点]

（1）凝血物质被消耗而减少：DIC 时，大量微血栓形成过程中，消耗了大量血小板和凝血因子，血液中纤维蛋白原，凝血酶原、FⅤ、FⅧ、FⅩ等及血小板明显减少，使凝血障碍，导致出血。

（2）纤溶系统被激活：①FⅫa 激活激肽系统，产生缓激肽释放酶，激肽释放酶使纤溶酶原变成纤溶酶，使纤维蛋白溶解。②有些富含纤溶酶原激活物的器官，如前列腺、子宫、肺等，由于大量微血栓形成，导致组织细胞缺血缺氧，变性坏死，可释放纤溶酶原激活物，激活纤溶系统。③应激时，肾上腺素等作用血管内皮细胞合成，释放纤溶酶原激活物增多。④缺氧等，使血管内皮细胞受损，释放纤溶酶原激活物也增多。产生大量纤溶酶，纤溶酶是活性较强的蛋白酶，除可使纤溶蛋白降解外，尚水解凝血因子，如FⅤ、FⅧ、凝血酶、FⅫ等导致出血。

（3）FDP 的形成：纤溶酶可水解纤溶蛋白原（Fbg）及纤维蛋白（Fbn）产生 FDP，FDP 具有强烈抗凝作用。

3. [答题要点]

（1）最有可能的诊断为 DIC。诊断依据：患儿开始先有发热，后确定有脑膜炎双球菌感染，继而有明显的皮肤出血、血压下降。说明患儿可能是严重感染导致 DIC 发生。

（2）为了确诊，应进一步检测血小板计数，凝血酶原时间，进一步检测纤维蛋白原含量。DIC 患者血小板计数通常低于 100×10^9/L、凝血酶原时间延长（＞14s），血浆纤维蛋白原含量低于 1.5g/L。

（3）严重感染导致 DIC 的机制：见问答题 1.

第九章　应　　激

一、学习要求与主要内容

（一）目的要求

1. 掌握应激、应激原、全身适应综合征、热休克蛋白（HSP）和应激性溃疡、急性期反应蛋白（AP）的概念。

2. 掌握应激时蓝斑-交感-肾上腺髓质系统及下丘脑-垂体-肾上腺皮质激素系统（HPA）的反应及其意义。

3. 熟悉应激性溃疡的发生机制及应激在心血管疾病中的作用。

4. 了解其他激素在应激时的反应。

（二）主要内容

1. 基本概念：应激、应激原、全身适应综合征（GAS）、热休克蛋白、应激性溃疡。

2. 应激的神经内分泌反应

（1）蓝斑-交感-肾上腺髓质系统：基本组成单元及应激时的基本效应。

（2）HPA：HPA 轴基本组成单元及应激时的基本效应。

（3）其他激素。

3. 应激的细胞体液反应

（1）HSP：HSP 的组成及功能。

（2）AP：AP 的主要构成和来源及生物学功能。

4. 应激时机体的功能代谢变化：中枢神经系统、免疫系统、心血管系统、血液系统及泌尿生殖系统的变化。

5. 应激与躯体疾病

（1）应激性溃疡发生机制。

（2）应激与免疫功能障碍。

（3）应激与心血管疾病：①应激引起原发性高血压的可能机制；②应激引起冠心病、心律失常的可能机制。

（4）应激与内分泌功能障碍。

6. 应激与心理、精神障碍。

二、章节知识点思维导图

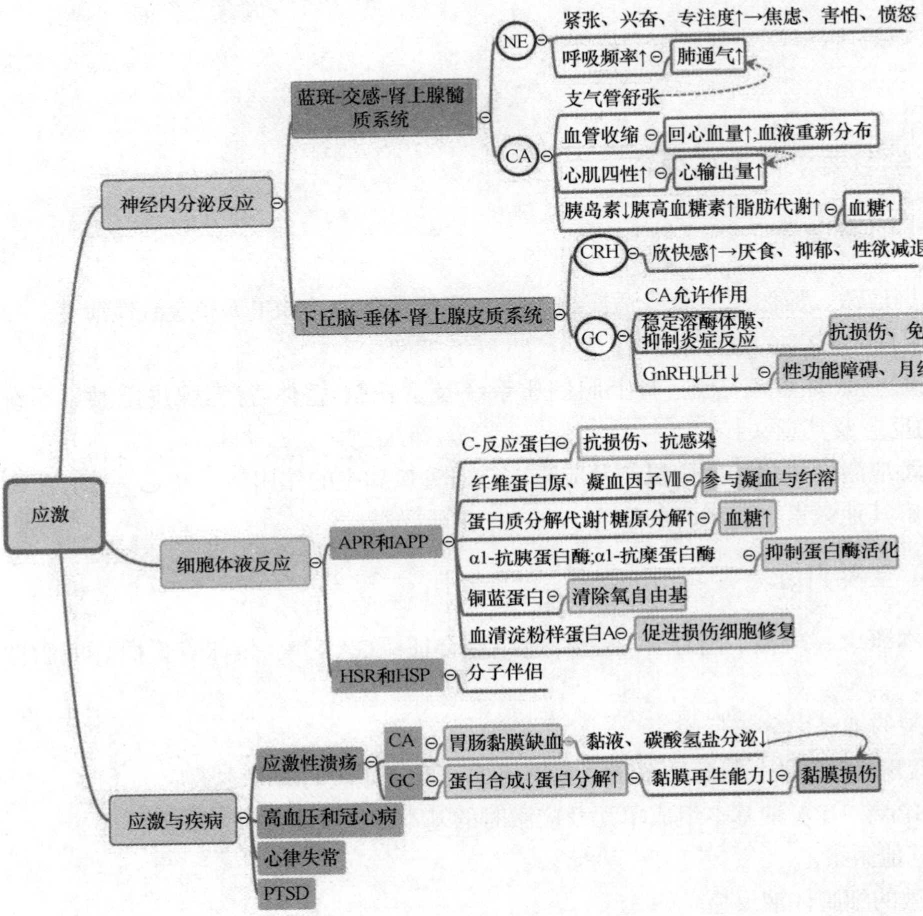

三、复习思考题

（一）单项选择题

【A 型题】

1. 应激是指
   A. 机体对刺激的特异性反应
   B. 机体对刺激的功能性反应
   C. 机体对刺激的非特异性反应
   D. 机体对刺激的生化、代谢反应
   E. 机体对刺激的保护性反应
2. 在全身适应综合征的警觉期起主要作用的激素是

A. CRH B. 儿茶酚胺 C. 胰岛素
D. 糖皮质激素 E. b-内啡肽

3. 在全身适应综合征的抵抗期起主要作用的激素是
A. 肾上腺素 B. 去甲肾上腺素 C. 胰岛素
D. 糖皮质激素 E. β-内啡肽

4. 下述有关 HSP 的描述最准确的是
A. 烧伤时分解的组织蛋白 B. 烧伤时产生的保护性蛋白
C. 发热时产生的一种可致休克的蛋白 D. 细胞内的一种“分子伴娘”
E. 一种急性期反应蛋白

5. C-反应蛋白是一种
A. HSP B. 急性期反应蛋白 C. 酶
D. 转录因子 E. 核蛋白

6. 中枢神经系统在应激反应中
A. 是重要的调控中心
B. 只在心理应激反应中起作用
C. 只是应激反应的一个靶器官，并无主要作用
D. 常处于兴奋状态
E. 应激反应是一种局部反应，不需要中枢神经系统的参与

7. 应激性溃疡是一种
A. 消化性溃疡
B. 外伤后的一种皮肤表浅溃疡
C. 重病、重伤情况下出现的胃、十二指肠黏膜的表浅溃疡
D. 心理应激时出现的口腔溃疡
E. 癌性溃疡

8. 应激性溃疡的发生主要是因为
A. 幽门螺杆菌感染 B. 胃酸过多
C. 胃蛋白酶分泌过多，消化自身胃黏膜 D. 胃黏膜缺血和 H^+反向扩散
E. 以上均不正确

9. 心血管系统的应激反应常表现为
A. 心率减慢、心输出量下降
B. 心率加快、心输出量增加
C. 心率和心输出量皆无明显变化，但外周总阻力明显升高
D. 心率和心输出量皆无明显变化，但外周总阻力明显降低
E. 冠脉血流量下降、心肌缺血

【B 型题】

（10～12）

A. 儿茶酚胺　　B. 糖皮质激素　　C. 生长激素

D. 胰岛素　　E. β-内啡呔

10. 应激时分泌增加并促进蛋白质合成的是

11. 应激时镇痛的

12. 应激时抗炎、抗过敏的是

（13～15）

A. 促进蛋白质合成　　B. 糖皮质激素受体与糖皮质激素亲和力增加

C. 糖皮质激素受体数目减少　　D. 促进巨皮质素生成

E. 维持循环系统对儿茶酚胺的反应性

13. 应激时以上哪项不是糖皮质激素的作用

14. 应激时糖皮质激素通过哪种作用抑制化学介质生成

15. 应激时糖皮质激素浓度升高的情况下出现其功能不足的原因是

（16～19）

A. 交感-肾上腺髓质系统兴奋　　B. 下丘脑-垂体-肾上腺皮质轴兴奋

C. 肾素-血管紧张素-醛固酮系统兴奋　　D. 急性期反应蛋白

E. β-内啡肽

16. 应激时可导致机体血液重新分布的是

17. 可维持循环系统对儿茶酚胺的反应性的是

18. 应激时能清除异物和坏死组织的是

19. 应激时可使痛觉阈值升高的是

（20～22）

A. 儿茶酚胺　　B. 胰岛素　　C. 糖皮质激素

D. 胰高血糖素　　E. 生长激素

20. 应激时大量分泌，可引起组织缺血的

21. 应激时大量分泌，可引起免疫功能抑制的是

22. 应激时大量分泌，可抑制化学介质的生成、释放和激活的是

（二）多项选择题

1. 全身适应综合征分为哪三期

A. 代偿期　　B. 警觉期　　C. 抵抗期

D. 衰竭期　　E. 失代偿期

2. 应激时机体内代谢变化是

A. 糖异生增加　　B. 脂肪动员加强　　C. 肌肉分解加强

D. 呈负氮平衡　　E. 血糖降低

3. 应激时血液凝固性增高是由于

A. 凝血因子增多　　B. 血小板数目增多　　C. 纤维蛋白原增多

D. 儿茶酚胺减少　　E. 骨髓功能降低

4. 下面对全身适应综合征警觉期的描述哪些正确

A. 为机体的保护、防御机制的快速动员期

B. 以交感-肾上腺髓质系统兴奋为主

C. 以肾上腺皮质激素分泌增多为主

D. 使机体处于最佳动员状态

E. GC 受体亲和力下降

5. 热休克蛋白具有哪些功能

A. 提高耐热能力　　B. 与受损蛋白质修复或移除有关

C. “分子伴娘”　　D. 清除异物和坏死组织

E. 运输血浆蛋白

6. 应激时糖皮质激素分泌增加的生理意义

A. 稳定溶酶体膜　　B. 促进蛋白质的糖异生

C. 抗炎、抗过敏　　D. 维持循环系统对儿茶酚胺的反应性

E. 保证脂肪动员

7. 应激时 GC 持续增加会有哪些不利影响

A. 引起行为改变　　B. 抑制生长激素的分泌

C. 抑制性腺　　D. 明显抑制免疫炎症反应

E. 抑制甲状腺

（三）判断题

1. 应激是机体在受到各种内外环境因素刺激时所出现的特异性全身反应。(　　)

2. 全身适应综合征的警觉期，体内起主要作用的激素是糖皮质激素。(　　)

3. 全身适应综合征的抵抗期，体内起主要作用的激素是儿茶酚胺。(　　)

4. 应激所导致的免疫功能障碍主要表现为自身免疫病和免疫功能增强。(　　)

5. 应激性溃疡形成的最基本条件是胃黏膜缺血。(　　)

6. 支气管哮喘是应激性疾病。(　　)

7. HSP 主要在细胞内发挥“分子伴娘”作用，是一类非分泌型蛋白。(　　)

8. CRP 是一种热休克蛋白，主要在细胞内发挥作用。(　　)

9. 情绪应激即可作为心身疾病的原因，又可以作为其诱因。(　　)

10. 急性期反应蛋白在急性期反应时表现为只增加不减少。(　　)

（四）问答题

1. 简述 LC/NE 的基本组成及其主要代偿意义。
2. 简述 HPA 的基本组成及其主要代偿意义。

四、复习思考题参考答案及解析

（一）单项选择题

【A 型题】

1. [答案] C

[题解] 任何躯体或心理的应激原刺激，只要达到一定强度，除了引起与刺激因素直接相关的特异性变化外，还可引起与刺激因素的性质无直接关系的全身性非特异性变化。

2. [答案] B

[题解] 此期以蓝斑-交感-肾上腺髓质系统兴奋为主，血中儿茶酚胺浓度增加，使机体处于“临战状态”，是保护防御机制的快速动员期。

3. [答案] D

[题解] 此期以蓝斑下丘脑-垂体-肾上腺皮质轴兴奋为主，糖皮质激素分泌增多，可增强机体的抗损伤功能，同时也抑制了免疫功能。

4. [答案] D

[题解] HSP 是热应激时细胞新合成或合成增加的一组蛋白质，属非分泌型蛋白质。

5. [答案] B

[题解] 急性期反应蛋白种类很多，主要包括 C-反应蛋白、血清淀粉样 A 蛋白、补体 α1-酸性糖蛋白、α1-蛋白酶抑制剂、α1-抗糜蛋白酶等。C-反应蛋白可与细胞壁结合，起抗体样调理作用；激活补体经典途径；促进吞噬细胞功能，减少炎症介质的释放。临床上测血清 C-反应蛋白的浓度，可判断感染程度和预后。

6. [答案] A

[题解] 应激时，各种应激信息传到大脑边缘系统，产生应激的情绪反应。

7. [答案] C

[题解] 应激性溃疡是一种典型的应激性疾病，它不同于一般的消化性溃疡，但可促进或加剧消化性溃疡的发展。

8. [答案] D

[题解] ①由于儿茶酚胺增多，胃、十二反指肠黏膜缺血，胃黏膜屏障被破坏。②胃腔内 H^+ 向黏膜内反向弥散。

9. [答案] B

[题解] 应激时，由于蓝斑-交感-肾上腺髓质系统兴奋，儿茶酚胺分泌增多，心率增快，心肌收缩力增强，总外周阻力增高及气液重分布等。

【B 型题】

10. [答案] C 11. [答案] E 12. [答案] B 13. [答案] A 14. [答案] D
15. [答案] C 16. [答案] A 17. [答案] B 18. [答案] D 19. [答案] E
20. [答案] A 21. [答案] C 22. [答案] C

（二）多项选择题

1. [答案] BCD 2. [答案] ABCD 3. [答案] ABC 4. [答案] ABD
5. [答案] ABC 6. [答案] ABCDE 7. [答案] ABCDE

（三）判断题

1. [答案] ×

[题解] 应激是指机体在受到各种内外环境因素刺激时所出现的非特异性全身反应。

2. [答案] ×

[题解] 全身适应综合征的警觉期体内起主要作用的激素是儿茶酚胺。

3. [答案] ×

[题解] 全身适应综合征的抵抗期体内起主要作用的激素是糖皮质激素。

4. [答案] ×

[题解] 应激所导致的免疫功能障碍主要表现为自身免疫病和免疫抑制。

5. [答案] √

[题解] 胃黏膜缺血是应激性溃疡形成的基本条件。

6. [答案] ×

[题解] 支气管哮喘是应激相关疾病。

7. [答案] √

8. [答案] ×

[题解] CRP 是一种应激蛋白，主要在细胞外发挥作用。

9. [答案] √

10. [答案] ×

[题解] 少数急性期反应蛋白在 APR 时反而减少，成为负 APP，如白蛋白、前白蛋白、运铁蛋白等。

（四）问答题

1. [答题要点] LC/NE，即蓝斑-去甲肾上腺素能神经元/交感-肾上腺髓质系统，简称蓝斑-交感-肾上腺髓质系统。

（1）基本组成单元：脑干的去甲肾上腺素能神经元（主要位于蓝斑）及交感-肾上腺髓质系统组成中枢位点。上行纤维与杏仁复合体、海马结构、边缘系统和边缘皮质往返联系。下行纤维→脊髓侧角→肾上腺质系统。

（2）基本效应：①中枢效应，与应激时的兴奋、警觉有关，可引起紧张，焦虑等情绪反应。②外周效应，血浆儿茶酚胺浓度速度增加，引起心血管系统、呼吸系统、物质代谢变化及促进其他激素的分泌。

2. [答题要点]

下丘脑-垂体-肾上腺皮质激素系统（HPA）。

（1）基本组成单元：由下丘脑的室旁核、腺垂体及肾上腺皮质组成，室旁核为中枢位点，上行纤维与边缘系统的杏仁复合体、海马结构、边缘皮质有往返联系。下行纤维通过 CRH 的释放控制腺垂体释放 ACTH 调控 GC。

（2）中枢效应：抑郁、焦虑及厌食等情绪反应，学习与记忆能力下降。此外，CRH 可促进蓝斑中去甲肾上腺素能神经元活性。

（3）外周效应：GC 分泌增多，血浆 GC 浓度增高。GC 作用：促进蛋白质分解及糖原异生；保证儿茶酚胺及胰高血糖素的脂肪动员作用；维持循环系统对儿茶酚胺的反应性；稳定细胞膜及溶酶体膜的稳定性和抗炎作用。

第十章　缺血-再灌注损伤

一、学习要求与主要内容

（一）目的要求

1. 掌握缺血-再灌注损伤、自由基、钙超载的概念。
2. 掌握缺血-再灌注损伤的发生机制。
3. 熟悉心肌、脑缺血-再灌注损伤的变化。
4. 了解缺血-再灌注损伤发生的原因及其防治的病理生理学基础。

（二）主要内容

1. 基本概念：缺血-再灌注损伤、自由基、钙超载、心肌顿抑。

2. 缺血-再灌注损伤的发生机制

（1）自由基的作用：①膜脂质过氧化增强；②蛋白质功能抑制；③核酸及染色体破坏。

（2）钙超载的作用：①细胞膜的损伤；②线粒体膜的损伤；③蛋白酶激活；④加重酸中毒。

（3）白细胞的作用：①微血管损伤；②细胞损伤。

3. 缺血-再灌注损伤时器官的功能代谢变化

（1）心肌缺血-再灌注损伤的变化：心功能变化；心肌能量代谢变化；心肌结构变化。

（2）脑缺血-再灌注损伤的变化：脑能量代谢的变化；脑组织形态学的变化。

4. 缺血-再灌注损伤防治的病理生理学基础。

二、章节知识点思维导图

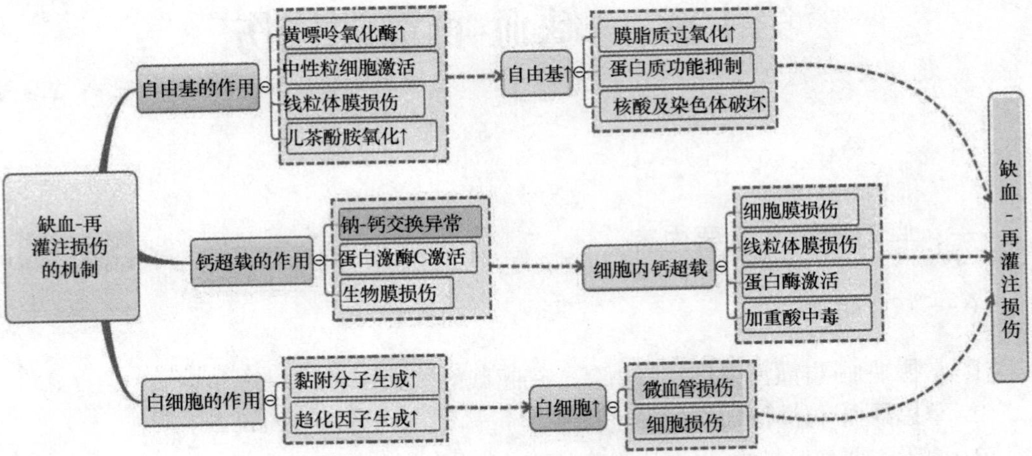

三、复习思考题

（一）单项选择题

【A型题】

1. 最易发生缺血-再灌注损伤的器官是
   A. 心　B. 肝　C. 肺　D. 肾　E. 胃肠道
2. 最活泼、最强力的氧自由基是
   A. O_2^-　B. H_2O_2　C. OH·　D. LO·　E. LOO·
3. 下述哪种物质不属于活性氧
   A. O_2^-　B. H_2O_2　C. OH·　D. $^1O_2$　E. L·
4. 下述哪种物质不属于自由基
   A. 超氧阴离子　B. H_2O_2　C. OH·　D. LOO·　E. Cl·
5. 膜脂质过氧化使
   A. 膜不饱和脂肪酸减少　B. 饱和脂肪酸减少
   C. 膜脂质之间交联减少　D. 膜流动性增加
   E. 脂质与蛋白质的交联减少
6. 黄嘌呤脱氢酶主要存在于
   A. 血管平滑肌细胞　B. 血管内皮细胞　C. 心肌细胞
   D. 肝细胞　E. 白细胞
7. 黄嘌呤脱氢酶转变为黄嘌呤氧化酶需要
   A. Na^+　B. Ca^{2+}　C. Mg^{2+}　D. Fe^{2+}　E. K^+

8. 钙反常时细胞内钙超负荷的重要原因是
A. ATP 减少使钙泵功能障碍　　B. Na^+/Ca^{2+}交换增加
C. 电压依赖性钙通道开放增加　　D. 线粒体膜流动性降低
E. 无钙灌流期出现的细胞膜外板与糖被表面的分离
9. 导致染色体畸变、核酸碱基改变或 DNA 断裂的自由基主要为
A. O_2^-　　B. OH·　　C. H_2O_2　　D. LO·　　E. LOO·
10. 再灌注时细胞内钙升高最主要是因为
A. 细胞膜通透性增高　　B. 线粒体内钙释放
C. 肌浆网钙释放　　D. Na^+/Ca^{2+}交换蛋白反向转运增强
E. Na^+/H^+交换增强
11. 再灌注时激活细胞 Na^+/Ca^{2+}交换的主要因素是
A. 细胞内高 Na^+　　B. 细胞内高 H^+　　C. 细胞脂质过氧化
D. PKC 活化　　E. 细胞内高 K^+
12. a 肾上腺素受体兴奋引起细胞内 Ca^{2+}升高的途径是
A. 抑制肌浆网 Ca^{2+}摄取　　B. 促进 Na^+/ Ca^{2+}交换
C. 促进 Na^+/H^+交换　　D. 增加肌浆网 Ca^{2+}释放
E. 促进 Na^+/K^+交换
13. 产生无复流现象的主要病理生理学基础是
A. 中性粒细胞激活　　B. 钙超载　　C. 血管内皮细胞肿胀
D. ATP 减少　　E. 微循环血流缓慢
14. 自由基对机体的损伤最主要是通过
A. 蛋白质交联　　B. 对核酸的直接损伤　　C. 引发葡萄糖交联
D. 引发脂质过氧化而引起的损伤　　E. 引起染色体畸变
15. 下列哪项再灌注措施不适当
A. 低压　　B. 低温　　C. 低 pH　　D. 低钙　　E. 低镁
16. 下述心肌超微结构变化，哪一项为心肌细胞挛缩的直接标志
A. 基底膜部分缺失　　B. 明显收缩带　　C. 线粒体肿胀、嵴断裂
D. 出现凋亡小体　　E. 出现糖原颗粒
17. 自由基攻击的细胞成分不包括
A. 膜脂质　　B. 蛋白质　　C. DNA　　D. 电解质　　E. 线粒体
18. 下述何种物质是通过促使肌质网释放 Ca^{2+}而引起心肌细胞内钙超载
A. 磷脂酰肌醇　　B. 三磷酸肌醇（IP_3）　C. 二酰甘油（DG）
D. 2,3-DPG　　E. cAMP
19. 心肌顿抑的最基本特征是缺血-再灌注后
A. 心肌细胞坏死　　B. 代谢延迟恢复　　C. 结构改变延迟恢复

D. 收缩功能延迟恢复　　E. 心功能立即恢复

【B 型题】

（20～24）

A. O_2^-　B. H_2O_2　C. OH·　D. LO·　E. H_2O

20. 当氧在体内获得 1 个电子时生成
21. 当氧在体内获得 2 个电子时生成
22. 当氧在体内获得 3 个电子时生成
23. 当氧在体内获得 4 个电子时生成
24. 是其他自由基和活性氧产生的基础是

（25～29）

A. 黄嘌呤脱氢酶（XD）　B. 黄嘌呤氧化酶（XO）
C. 次黄嘌呤　D. 黄嘌呤　E. 尿酸

25. 黄嘌呤氧化酶的前体是
26. 黄嘌呤氧化酶催化黄嘌呤可生成
27. 黄嘌呤氧化酶的作用底物除了黄嘌呤还有
28. 次黄嘌呤在黄嘌呤氧化酶催化下可直接生成
29. O_2^-形成的主要催化酶是

（二）多项选择题

1. 细胞膜脂质过氧化增强的后果是
   A. 膜流动性增强　B. 膜通透性增加　C. 膜信号转导功能障碍
   D. 磷脂酶激活　E. 钙超载
2. 缺血-再灌注损伤的发生机制有
   A. 钙超负荷　B. 自由基大量产生　C. ATP 缺乏
   D. 无复流现象　E. 白细胞聚集
3. 激活的白细胞引起的微循环改变有
   A. 微血管通透性增高　B. 血流缓慢　C. 无复流现象
   D. 微血管麻痹　E. 释放细胞因子使血管扩张
4. 临床上再灌注损伤可发生于
   A. 休克治疗　B. 动脉搭桥术　C. 溶酸疗法
   D. 心脏外科体外循环　E. 器官移植
5. 缺血再灌注损伤的影响因素有
   A. 缺血缺氧的时间　B. 灌流液的压力、温度与 pH
   C. 重给氧时的氧分压　D. 灌流液的成分
   E. 动物本身的情况

（三）判断题

1. 缺血时间太短或太长都不容易发生缺血-再灌注损伤。(　　)
2. 氧反常是指用高于正常的氧分压灌注缺血的组织，引起再灌注损伤。(　　)
3. 缺血虽然造成组织酸中毒，但若过快纠正酸中毒反而会加重细胞损伤。(　　)
4. 自由基对人体只有损伤作用而无好处。(　　)
5. 氧接受 4 个电子还原为水，接受 1～3 个电子生成的均为自由基。(　　)
6. 在缺血-再灌注损伤的发病机制中，细胞内钙超载是细胞不可逆性损伤的共同通路。(　　)
7. 心肌顿抑是心肌缺血-再灌注损伤的表现形式之一，其主要机制是自由基暴发性生成和细胞内钙超载。(　　)

（四）问答题

1. 自由基对细胞有何损伤作用？
2. 应如何控制再灌注条件才能减轻再灌注损伤？
3. 为什么说缺血与再灌注时氧自由基产生增多和细胞内钙超载互为因果？

四、复习思考题参考答案及解析

（一）单项选择题

【A 型题】

1. [答案]　A

[题解]　不同器官、不同种属动物对缺血时间的耐受性不同，心脑等对氧需求量较高的组织较易发生再灌注损伤。

2. [答案]　C

[题解]　O_2^-、H_2O_2、OH·均是氧自由基或活性氧，但 OH·化学性质最活泼，毒性最强，为众所周知。

3. [答案]　E

[题解]　活性氧是指一类由氧形成的、化学性质较基态氧活泼的含氧代谢物质，包括氧自由基和非自由基物质，如 O_2、H_2O_2、LO 是脂质自由基，不含氧。

4. [答案]　B

[题解]　H_2O_2 是氧化能力很强的氧化剂，易接受一个电子生成 OH·

5. [答案]　A

[题解]　自由基破坏细胞膜的正常结构、脂质过氧化，使不饱和脂肪酸减少，膜的液态性、流动性降低，通透性增高，Ca^{2+}内流增加。

6. [答案] B

[题解] 黄嘌呤氧化酶的前身是黄嘌呤脱氢酶，这两种酶主要存在于毛细血管内皮细胞内。

7. [答案] B

[题解] 是 Ca^{2+}依赖性蛋白水解酶。

8. [答案] B

[题解] 虽然所列各种原因均可引起钙反常时细胞内钙超负荷，但一般认为 Na^{+}/Ca^{2+}交换增加是主要原因。

9. [答案] B

[题解] 有资料表明，染色体畸变、核酸碱基改变或 DNA 断裂，80%由 OH·引起。

10. [答案] D

[题解] Na^{+}/Ca^{2+}交换蛋白直接激活：缺血时 ATP 减少，钠泵活性降低，细胞内 Na^{+}含量增高，再灌注时，缺血细胞重新获氧及营养物质，细胞内高钠激活 Na^{+}/Ca^{2+}交换蛋白，以反向转运方式，Na^{+}向细胞外转运，Ca^{2+}进入胞质。

11. [答案] A

[题解] Na^{+}/Ca^{2+}交换是一种非耗能的转动方式，转运方向为双向性。通常是 Na^{+}顺电化学梯度进入细胞，Ca^{2+}逆电化学梯度转出细胞，一般是 3 个 Na^{+}交换 1 个 Ca^{2+}。病理情况，细胞内 Na^{+}浓度增高，Na^{+}/Ca^{2+}交换蛋白以反向转运方式，Na^{+}外流，Ca^{2+}内流。

12. [答案] D

[题解] 能过 α 受体激活磷脂酶 C，产生三磷酸肌醇（IP3），导致内质网/肌质网上钙通道开放，使细胞内钙库释放钙。

13. [答案] A

[题解] 许多研究证实，组织缺血早期可见大量的细胞浸润，再灌注时白细胞聚集进一步增加，白细胞聚集可阻塞微循环，是造成无复流现象的重要原因之一。

14. [答案] D

[题解] 除与引发葡萄糖交联无关外，自由基与其他 4 点均有关系，但生物膜最先与自由基接触，故一般认为自由基对机体的损伤最主要是通过生物膜的脂质过氧化反应。

15. [答案] E

[题解] Mg^{2+}对心肌兴奋性具有抑制作用，低镁灌注液，使心肌兴奋性增高，多发生心律失常，加重心肌损伤。

16. [答案] B

[题解] 肌节是最小的心肌收缩单位，镜下表现为横纹，心肌细胞挛缩则出现明显的收缩带。

17. [答案]　D

[题解]　自由基攻击对象是由大分子组成的有形细胞成分，因此自然不包括电解质。

18. [答案]　B

[题解]　肌质网存在 IP_3 的受体，在 IP_3 作用下可使肌质网释放 Ca^{2+}。

19. [答案]　D

[题解]　心肌顿抑的特征是代谢、结构改变和功能的延迟恢复，但最主要的是收缩功能的延迟恢复。

【B 型题】

20. [答案]　A　21. [答案]　B　22. [答案]　C　23. [答案]　E　24. [答案]　A

25. [答案]　A　26. [答案]　E　27. [答案]　C　28. [答案]　D　29. [答案]　B

（二）多项选择题

1. [答案]　BCDE

[题解]　①膜脂质过氧化，不饱和脂肪酸/蛋白质比例失调，细胞膜流动性降低，通透性增高。②激活磷脂酶 C，催化花生四烯酸代谢形成生物活性物质如 PG 等，促进再灌注损伤。③抑制膜受体，G 蛋白与效应器耦联，引起细胞信号转导功能障碍。④肌质网 Ca^{2+}-ATP 活性降低，摄钙减少，细胞内钙超载。

2. [答案]　ABCDE

[题解]　钙超负荷、自由基大量产生、ATP 缺乏、无复流现象和白细胞聚集均是缺血-再灌注损伤的发生机制。

3. [答案]　ABC

[题解]　①缺血再灌注时，微血管通透性增高可能与白细胞释放炎症介质和自由基作用有关。②微血管阻塞，血流缓慢。③白细胞嵌顿，组织水肿，内皮细胞肿胀，血小板栓子，微血栓形成等，造成缺血区微循环内无复流。

4. [答案]　ABCDE

[题解]　临床上 5 种情况均可发生组织的缺血和再灌注（复流）情况。

5. [答案]　ABCDE

[题解]　题中述及的各种因素，均可影响缺血—再灌注损伤是否发生及程度。

（三）判断题

1. [答案]　√　2. [答案]　×　3. [答案]　√　4. [答案]　×　5. [答案]　×

6. [答案]　√　7. [答案]　√

（四）问答题

1. [答题要点] 自由基具有极活泼的反应性，一旦生成可经其中间代谢产物不断扩展生成新的自由基，形成连锁反应。

（1）膜脂质过氧化：①破坏膜的正常结构，膜脂质过氧化⟶不饱和脂肪酸/蛋白质比例失调，一方面导致膜液态性，流动性下降；另一方面使细胞膜通透性增高，Ca^{2+}内流增多。②间接抑制膜蛋白功能，自由基使细胞膜脂质之间发生交联，抑制钙泵、钠泵、Na^{+}/Ca^{2+}交换蛋白功能，导致细胞钙超载和细胞水肿。③促进自由基及其他生物活性物质生成，膜脂质过氧化、激活磷脂酶 C、D，促进花生四烯酸代谢，产生多种生物活性物质，如 PG-TXA2-白三烯等，促进再灌注损伤。④ATP 生成减少，线粒体膜脂质过氧化，功能抑制，ATP 生成减少，细胞代谢障碍加重。

（2）蛋白质功能抑制：自由基使细胞结构蛋白和酶的巯基化形成二硫键；氨基酸残基化，胞质及膜蛋白和某些酶交联形成二聚体或更大的聚合物，直接损伤蛋白质功能。如心肌纤维蛋白对 Ca^{2+}反应性下降，心肌收缩力降低。

（3）核酸及染色体破坏，OH · 使染色体畸变，核酸碱基的改变，或 DNA 断裂。

2. [答题要点] 再灌注压力不宜过高；适当降低灌注液温度（25℃）、pH；减少灌注液中钠、钙液含量；还可适当增加钾、镁含量，有利于减轻再灌流损伤。

3. 为什么说缺血与再灌注时氧自由基产生增多和细胞内钙超载互为因果？

性质活泼的自由基可和细胞的膜磷脂、蛋白、核酸发生反应，导致细胞功能障碍和结构破坏。当缺血与再灌注时氧自由基产生增多，可引起细胞膜脂质过氧化反应和通透性增强，细胞外 Ca^{2+}内流；膜上 Na^{+}-K^{+}-ATP 酶失活，使细胞内 Na^{+}升高，Na^{+}/Ca^{2+}交换增强；线粒体膜的液态及流动性改变，导致线粒体功能障碍，ATP 生成减少，使质膜与肌质网钙泵失灵，不能将肌质中过多的 Ca^{2+}泵出或摄取入肌质网。这些均可导致细胞内钙超载，并成为细胞致死原因。

另一方面，细胞内钙超载使钙敏感蛋白水解酶活性增高，促使黄嘌呤脱氢酶转变为黄嘌呤氧化酶，使自由基生成增加；钙依赖性磷脂酶 A_2 的激活，使花生四烯酸（AA）生成增加，通过环加氧酶和脂加氧酶作用产生大量 H_2O_2 和 OH ·；Ca^{2+}沉积线粒体使细胞色素氧化酶系统功能失调，致分子氧经单电子还原形成氧自由基增多；同时，Ca^{2+}进入线粒体可使 MnSOD 和过氧化氢酶活性下降，导致氧自由基增多。

所以，氧自由基产生增多和细胞内钙超载可互为因果，形成恶性循环，使缺血-再灌注损伤加重。

第十一章　心功能不全

一、学习要求与主要内容

（一）目的要求

1. 掌握心功能不全、心力衰竭的概念。
2. 掌握心力衰竭的发病机制。
3. 熟悉心力衰竭的原因、诱因及代偿方式及其意义。
4. 熟悉心力衰竭的功能代谢变化。
5. 了解心力衰竭的分类、防治原则。

（二）主要内容

1. 基本概念：心力衰竭、高输出量性心力衰竭、紧张源性扩张、肌源性扩张、心室重塑。

2. 心力衰竭的基本病因：心肌代谢障碍、心脏损害和心脏负荷过重。

3. 心力衰竭的诱因。

4. 心力衰竭的发病机制

（1）心肌收缩性减弱：①心肌收缩相关蛋白质破坏，细胞坏死及细胞凋亡；②心肌能量代谢紊乱，能量生成障碍、能量储备减少及能量利用障碍；③心肌兴奋收缩耦联障碍，胞外钙内流障碍、肌质网钙运转（摄取、储存、释放）障碍及肌钙蛋白与 Ca^{2+} 结合障碍。

（2）舒张功能异常：①钙离子复位延缓；②肌球-肌动蛋白复合体解离障碍；③心室顺应性降低；④心室舒张势能减少。

（3）心脏各部舒缩活动的不协调性

5. 心力衰竭的代偿反应

（1）心脏代偿反应：①心率加快；②心脏扩张（包括紧张源性扩张和肌源性扩张）；③心肌肥大（包括心肌向心性肥大和心肌离心性肥大）；④心肌肥大的不平衡生长。

（2）心外代偿反应：①血容量增加；②血液重分布；③红细胞增多；④组织细胞利用氧的能力增强。

（3）神经、体液的代偿反应：①交感-肾上腺髓质系统兴奋；②其他神经-体液因素的变化。

6. 心力衰竭临床表现的病理生理学基础

（1）肺循环淤血：①呼吸困难，劳力性呼吸困难、端坐呼吸、夜间阵发呼吸困难（心性哮喘）；②肺水肿，毛细血管静脉压升高，毛细血管通透性增大。

（2）体循环淤血：①静脉淤血和静脉压升高，颈静脉怒张、肝颈静脉反流征阳性；②水肿；③肝大压痛和肝功能异常。

（3）心输出量降低：①皮肤苍白或发绀；②疲乏无力、失眠、嗜睡；③尿量减少；④心源性休克。

7. 心力衰竭防治的病理生理学基础。

二、章节知识点思维导图

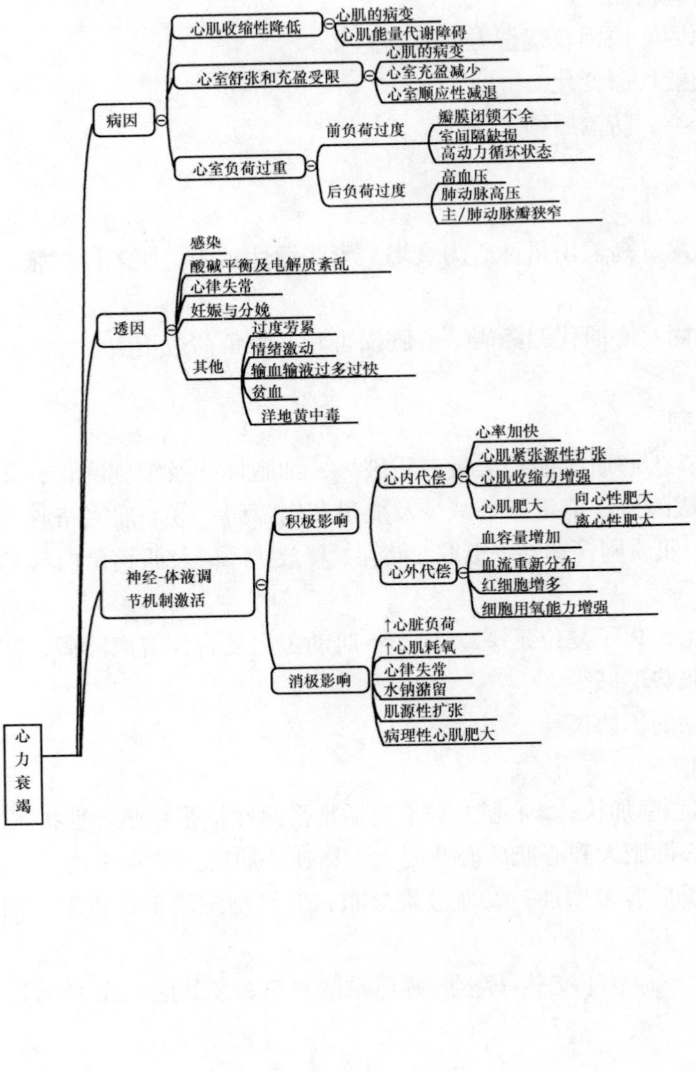

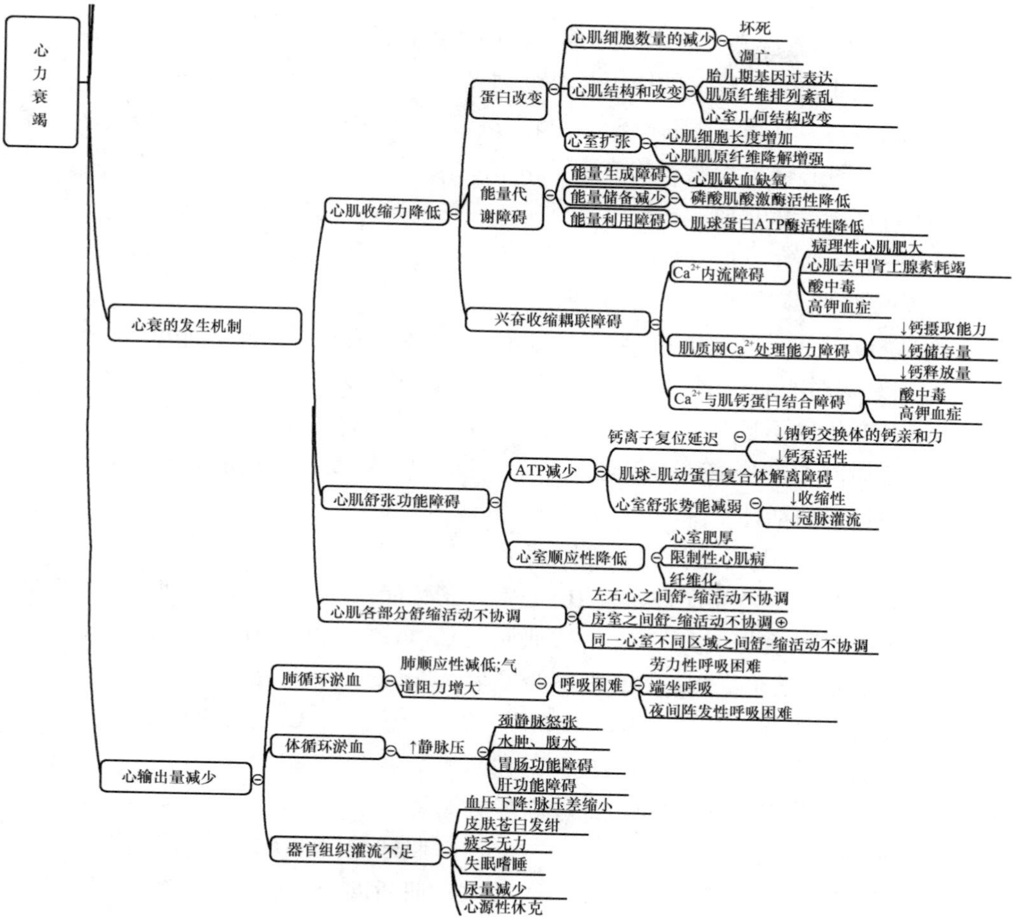

三、复习思考题

（一）单项选择题

【A 型题】

1. 心力衰竭最具有指征性的血流动力学变化是
   A. 肺动脉循环充血　　B. 动脉血压下降　　C. 心输出量降低
   D. 毛细血管前阻力增大　　E. 体循环静脉淤血
2. 下列哪种疾病可引起左心室后负荷增大
   A. 甲状腺功能亢进　　B. 严重贫血　　C. 心肌炎
   D. 心肌梗死　　E. 高血压症
3. 下列哪种情况可引起右心室前负荷增大
   A. 肺动脉高压　　B. 肺动脉栓塞　　C. 室间隔缺损
   D. 心肌炎　　E. 肺动脉瓣狭窄

4. 下述高输出量性心力衰竭的描述，哪项是错误的
   A. 造成此类心力衰竭的原因是高动力循环状态
   B. 此类心力衰竭发生时心输出量较发病前有所增高
   C. 发病时心输出量属正常或高于正常
   D. 可见于严重贫血、甲亢
   E. 主要由血容量扩大引起
5. 下列哪种肌节长度的收缩力最强
   A. 1.8μm　B. 2.0μm　C. 2.2μm　D. 2.4μm　E. 2.6μm
6. 心力衰竭时心肌收缩性减弱，与下列哪项因素无关
   A. ATP 供给不足　B. 心肌细胞死亡
   C. 肌质网 Ca^{2+}摄取能力下降　D. 肌质网 Ca^{2+}释放能力下降
   E. 肌钙蛋白活性下降
7. 下列哪项因素与心室舒张功能障碍无关
   A. 高血压并左心室肥厚　B. 心室舒张势能减弱　C. 心肌顺应性降低
   D. 心室僵硬度加大　E. 肌质网 Ca^{2+}释放能力下降
8. 下列哪项变化在急性心力衰竭不会发生
   A. 心率加快　B. 肺水肿　C. 心肌肥大
   D. 血压下降　E. 皮肤苍白
9. 下列哪项因素与心肌兴奋收缩耦联障碍无关
   A. 肌钙蛋白的活性下降　B. 肌球蛋白的 ATP 酶活性下降
   C. 肌质网 Ca^{2+}释放能力下降　D. 肌质网 Ca^{2+}储存量下降
   E. Ca^{2+}内流障碍
10. 下列哪种疾病引起的心力衰竭不属于低心输出量性心力衰竭
    A. 冠心病　B. 心肌炎　C. 二尖瓣狭窄
    D. 甲状腺功能亢进　E. 主动脉狭窄
11. 下列哪项属于心力衰竭时肺循环淤血的表现
    A. 肝颈静脉征阳性　B. 夜间阵发性呼吸困难　C. 下肢水肿
    D. 肝脏肿大压痛　E. 颈静脉怒张
12. 在血容量增加的代偿反应中起主要作用的脏器是
    A. 心　B. 肝　C. 脾　D. 肺　E. 肾
13. 心功能不全时，下列哪项反应已经失去代偿的意义
    A. 心率加快　B. 心肌肥大　C. 肌源性扩张
    D. 红细胞增多　E. 血流重分布
14. 下列哪项不是心力衰竭时心输出量减少的表现
    A. 皮肤苍白　B. 脉压变小　C. 端坐呼吸

D. 尿少　　E. 嗜睡

15. 心力衰竭患者使用静脉扩张剂可以
A. 增强心肌收缩功能　　B. 改善心肌舒张功能　　C. 降低心脏后负荷
D. 降低心脏前负荷　　E. 控制水肿

16. 心力衰竭时，下列哪项代偿反应主要由肾脏引起
A. 红细胞增多　　B. 血流重分布　　C. 紧张源性扩张
D. 肌红蛋白增加　　E. 细胞线粒体数量增多

17. 下列哪种情况可引起右室后负荷增大
A. 主动脉瓣狭窄　　B. 动-静脉瘘　　C. 室间隔缺损
D. 肺动脉高压　　E. 肺动脉瓣关闭不全

18. 下列哪种是心肌向心性肥大的特征
A. 肌纤维长度增加　　B. 心肌纤维呈并联性增生　　C. 心腔扩大
D. 室壁增厚不明显　　E. 室壁直径与室壁厚度比值大于正常

【B 型题】

（19～22）
A. 左心室前负荷过重　　B. 左心室后负荷过重
C. 右心室前负荷过重　　D. 右心室后负荷过重
E. 右心室前负荷、右心室后负荷均过重

19. 主动脉瓣关闭不全
20. 高血压
21. 肺动脉瓣狭窄
22. 静脉输液过多、过快

（二）多项选择题

1. 酸中毒引起心肌收缩性减弱的机制是
A. 是 Ca^{2+}与肌质网钙储存蛋白的结合紧密
B. 降低 β 受体对去甲肾上腺素的敏感性
C. H^+与肌钙蛋白的结合增加
D. H^+进入心肌细胞，与 K^+进入交换，形成高钾血症
E. H^+抑制肌球蛋白 ATP 酶活性

2. 心肌缺血引起心力衰竭的发病机制是
A. ATP 生成不足　　B. 酸中毒　　C. 心肌细胞凋亡
D. 肌质网钙处理障碍　　E. 心肌细胞坏死

3. 下列哪些情况可阻止心肌细胞 Ca^{2+}内流
A. 酸中毒　　B. 高钾血症　　C. 高钠血症

D. 高钙血症　　E. 去甲肾上腺含量降低

4. 下列哪项因素可影响心肌能量的生成，利用障碍引起心衰

A. 严重贫血　　B. 心肌肥大　　C. 维生素 B_1 缺乏

D. 冠心病　　E. 严重缺血

5. 心肌离心性肥大的特点是

A. 心肌并联性增生　　B. 心脏明显扩大

C. 心肌纤维长度增大　　D. 室腔直径与室壁厚度比值大于正常

E. 常见于容量负荷过重

6. 心肌向心性肥大的特点

A. 心肌串联性增生　　B. 肌纤维变粗

C. 室壁厚度增加　　D. 室腔直径与室壁厚度比值小于正常

E. 常见于压力负荷过重

7. 心衰引起血容量扩大主要通过下列哪些环节实现

A. 降低肾小球滤过率　　B. 增加淋巴回流

C. 扩张血管　　D. 增加肾小管对水钠的重吸收

E. 心肌肥大

（三）判断题

1. 心肌的兴奋是电活动，而收缩是机械活动，将两者耦联在一起的是 Ca^{2+}。(　　)

2. 肌质网通过摄取、储存和释放三个环节来调节细胞内的 Ca^{2+}浓度。Ca^{2+}处理功能障碍，进而影响兴奋-收缩耦联，心力衰竭时肌质网钙处理功能紊乱，导致心肌兴奋-收缩耦联障碍。(　　)

3. 心力衰竭患者平卧可加重呼吸困难而被迫采取端坐或半卧位以减轻呼吸困难的状态称为劳力性呼吸困难。(　　)

4. 体循环淤血是全心衰或左心衰的结果，主要表现为体循环静脉系统过度充盈，内脏器官充血、水肿等。(　　)

5. 心肌向心性肥大可增加心肌收缩力，增加心输出量；但过度肥大则引起心肌不平衡生长，削弱心肌收缩力。(　　)

6. 当肥大心肌细胞横桥头部的同工酶由 V1 型转为 V3 型，利用 ATP 能力增强。(　　)

7. 急性心力衰竭时，心输出量急剧下降，动脉血压下降，甚至可发生心源性休克。(　　)

8. 慢性心力衰竭，机体通过压力感受器反射性使外周小动脉收缩和心率加快，以及通过血容量增多等代偿功能，动脉血压可基本正常。(　　)

9. 代谢性酸中毒时，H^+主要影响细胞内 Ca^{2+}的转运，使钙与肌钙蛋白结合增强，

心肌收缩力增加。(　　)

10. 心性水肿一般先出现在下肢低垂部位。(　　)

（四）问答题

1. 试述心肌梗死引起心力衰竭的发病机制。
2. 左心衰竭患者经常采取什么体位？为什么？
3. 试述感染诱发心力衰竭的机制。
4. 患者潘某，男，63 岁。风湿性心脏病史 28 年。近日受凉后出现胸闷、气短，夜间不能平卧，腹胀，双下肢水肿。查体：颈静脉怒张，肝颈静脉反流征阳性。双肺底可闻及散在湿性啰音。心界向两侧扩大。心音低钝，心尖区可闻及 3/6 级舒张期隆隆样杂音。肝脏肋下三指。

（1）患者处于什么病理状态？为什么？

（2）该患者出现心力衰竭的原因是什么？机制是什么？

四、复习思考题参考答案及解析

（一）单项选择题

【A 型题】

1. [答案]　C

[题解]　根据心力衰竭的定义，心输出量相对或绝对下降，以致不能满足机体代谢需要的病理生理过程或综合征，称为心力衰竭。

2. [答案]　E

[题解]　高血压病因周围动脉收缩，阻力加快，引起左心室后负荷增加。

3. [答案]　C

[题解]　室间隔缺损时，由于左心室压力大于右心室，故血流从左向右分流，使右心室前负荷增加。

4. [答案]　B

[题解]　此类心力衰竭主要由各种原因引起血容量扩大静脉回流增加，心脏过度充盈，心输出量相对增加等，不存在血容量减少；心力衰竭发病时心输出量较发病前水平明显降低，但仍可等于或高于正常值。

5. [答案]　C

[题解]　肌节长度在 2.2μm 时，粗、细肌丝处于最值重叠状态，有效横桥数最多，收缩力最大。

6. [答案]　C

[题解]　肌质网 Ca^{2+}摄取能力下降的后果是导致心肌舒张障碍。

7. [答案] E

[题解] 肌质网 Ca^{2+}释放能力下降可引起心肌收缩性减弱。

8. [答案] C

[题解] 心肌肥大通常是因心脏长期承受过重负荷而发生，急性心力衰竭起病急、病程短，不会出现心肌肥大。

9. [答案] B

[题解] 肌球蛋白 ATP 酶与能量利用有关。

10. [答案] D

[题解] 甲亢时因血容量扩大静脉回流增加，心脏过度充盈，心输出量增加，处于高动力循环状态。

11. [答案] B

[题解] 夜间阵发性呼吸困难是肺循环淤血的表现。

12. [答案] E

[题解] 肾脏通过降低肾小球滤过率和增加肾小管对水钠的重吸收来增加血容量。

13. [答案] C

[题解] 发生肌源性扩张时，心脏容量扩大，肌节超过最适长度，收缩力未增强，心输出量不增加，失去代偿意义。

14. [答案] C

[题解] 端坐呼吸是肺循环淤血的表现。

15. [答案] D

[题解] 静脉扩张剂可扩张周围静脉，减少回心血量，降低右心室前负荷，减轻心脏容量负荷。

16. [答案] A

[题解] 心力衰竭是由于机体发生低动力性缺氧，刺激肾脏产生促红细胞生成素，增强骨髓造血功能，使红细胞增多。

17. [答案] D

[题解] D 提示右室后负荷增大。A 为左心后负荷增大，B、C、E 为右心前负荷增大。

18. [答案] B

[题解] B 是心肌向心性肥大的特征。A、C、D、E 是离心性肥大的特征。

【B 型题】

19. [答案] A 20. [答案] B 21. [答案] D 22. [答案] C

（二）多项选择题

1. [答案] ABCDE

[题解] A 使肌质网钙离子释放减少；B 使 Ca^{2+}内流受阻；C 使 H^+与肌钙蛋白竞争性结合，抑制钙离子与心肌钙蛋白的结合；D 使细胞外高钾，干扰 Ca^{2+}内流，Ca^{2+}内流缓慢；E 使收缩需要的 ATP 减少。

2. [答案] ABCDE

[题解] A 是心肌缺血缺氧，有氧氧化障碍，ATP 生成减少；B 是酸中毒，使心肌收缩性减弱；C 和 E 为心肌缺血，产生过多氧自由基，钙超载，酸中毒，线粒体受损，引起细胞坏死和凋亡；D 是心肌缺血，ATP 下降，肌质网 Ca^{2+}-ATP 酶运转失灵，或钙通道失活，使肌质网 Ca^{2+}储存和释放功能障碍，影响心肌舒缩功能。

3. [答案] ABE

[题解] A、E 是 H^+降低 β 受体对去甲肾上腺素的敏感性，使 Ca^{2+}内流受阻；B 是细胞外 K^+与 Ca^+在心肌细胞膜离子转运上有竞争作用，阻止 Ca^{2+}的内流。

4. [答案] ABCDE

[题解] A、E 是供氧不足，有氧氧化障碍；B 是肌球蛋白的 ATP 酶活性下降，能量利用障碍；C 是葡萄糖有氧氧化受阻，能量生成障碍；D 是心肌缺血缺氧及能量底物供应减少，ATP 生成减少。

5. [答案] BCDE

[题解] A 属于心肌向心性肥大的特点，B、C、D、E 才是离心性肥大的特点。

6. [答案] BCDE

[题解] B、C、D、E 为向心性肥大的特点，而 A 为心肌离心性肥大的特点。

7. [答案] AD

[题解] 心力衰竭使有效循环血量减少，机体发生血容量调节，在血液重新分布使肾灌注减少的同时 ADH 增加作用于肾小管，对水钠的重吸收。

（三）判断题

1. [答案] √
2. [答案] √
3. [答案] ×

[题解] 所描述表现为端坐呼吸。

4. [答案] ×

[题解] 所描述为右心衰竭的表现。

5. [答案] √
6. [答案] ×

[题解] 同工酶由 V1 型转为 V3 型，利用 ATP 能力减弱。

7. [答案] √
8. [答案] √

9. [答案]　×

[题解]　酸中毒时，H^+与肌钙蛋白的亲和力比Ca^{2+}大，H^+占据了肌钙蛋白上的Ca^{2+}结合位点，此时即使胞质Ca^{2+}浓度已上生到“收缩阈值”，CA^{2+}也无法与肌钙蛋白的结合，心肌兴奋-收缩耦联受阻。同时H^+使肌质网中Ca^{2+}结合蛋白与Ca^{2+}亲和力增大，使肌质网在心肌收缩时不能释放足量的Ca^{2+}。总之，酸中毒会使心肌收缩力时降低。

10. [答案]　√

（四）问答题

1. [答题要点]

（1）收缩相关蛋白的破坏，包括坏死与凋亡。

（2）能量代谢紊乱，包括能量生成、利用障碍和能量储备减少。

（3）兴奋-收缩耦联障碍，包括肌质网对Ca^{2+}摄取、储存、释放障碍，胞外Ca^{2+}肌钙蛋白与Ca^{2+}结合障碍。

（4）心室功能异常，包括Ca^{2+}复位延缓，肌球-肌动蛋白的复合体解离障碍，心室舒张势能减小。

2. [答题要点]　肺淤血，肺水肿发生端坐呼吸。

（1）下肢下垂，回心血量减少，下肢水肿回流减少，减少血容量，减轻肺淤血和肺水肿。

（2）膈肌下移，肺通气量增加，改善缺氧。

3. [答题要点]　①发热时交感神经兴奋；②心率增快，心脏舒张期缩短，心肌供血供氧减少；③致病微生物及产物直接损害心肌；④如合并呼吸道感染，加重肺循环阻力，使右心室负荷加重。

4. [答题要点]

（1）该患者处于心力衰竭状态，有明确的心衰表现。

（2）该患者发生风湿性心脏病、二尖瓣损害→左心衰→右心衰→全心衰竭，其主要原因是风湿性心脏病、二尖瓣损害，其主要发病机制是心脏负荷增大。

第十二章　呼吸功能不全

一、学习要求与主要内容

（一）目的要求

1. 掌握呼吸衰竭、限制性通气不足、阻塞性通气不足、等压点、弥散障碍、肺性脑病的概念。

2. 掌握呼吸衰竭的发生机制及机能代谢变化。

3. 熟悉急性呼吸窘迫综合征（ARDS）的发生机制。

（二）主要内容

1. 基本概念：呼吸衰竭、限制性通气不足、阻塞性通气不足、等压点、弥散障碍、肺性脑病。

2. 原因和发病机制

（1）通气功能障碍：①限制性通气不足；②阻塞性通气不足。

（2）弥散障碍：①肺泡膜面积严重减少；②肺泡膜厚度明显增加。

（3）肺泡通气与血流比例失调：①部分肺泡通气不足；②部分肺泡血流不足。

（4）解剖分流增加。

（5）ARDS 的发生机制。

3. 主要代谢功能变化

（1）酸碱平衡及电解质紊乱：呼吸性酸中毒、代谢性酸中毒、呼吸性碱中毒及混合性酸碱平衡紊乱。

（2）呼吸系统变化：呼吸频率和节律的改变。

（3）循环系统变化：肺源性心脏病。其发生机制为肺动脉压升高、右心负荷增加及心肌舒缩功能障碍。

（4）中枢神经系统变化：肺性脑病。其发生机制主要与缺氧（$PaO_2\downarrow$）和酸中毒（$PaCO_2\uparrow$）所引起的脑血管和脑细胞损伤有关。

（5）其他系统：急性肾功能衰竭、胃出血、胃溃疡形成等。

4. 防治的病理生理学基础。

二、章节知识点思维导图

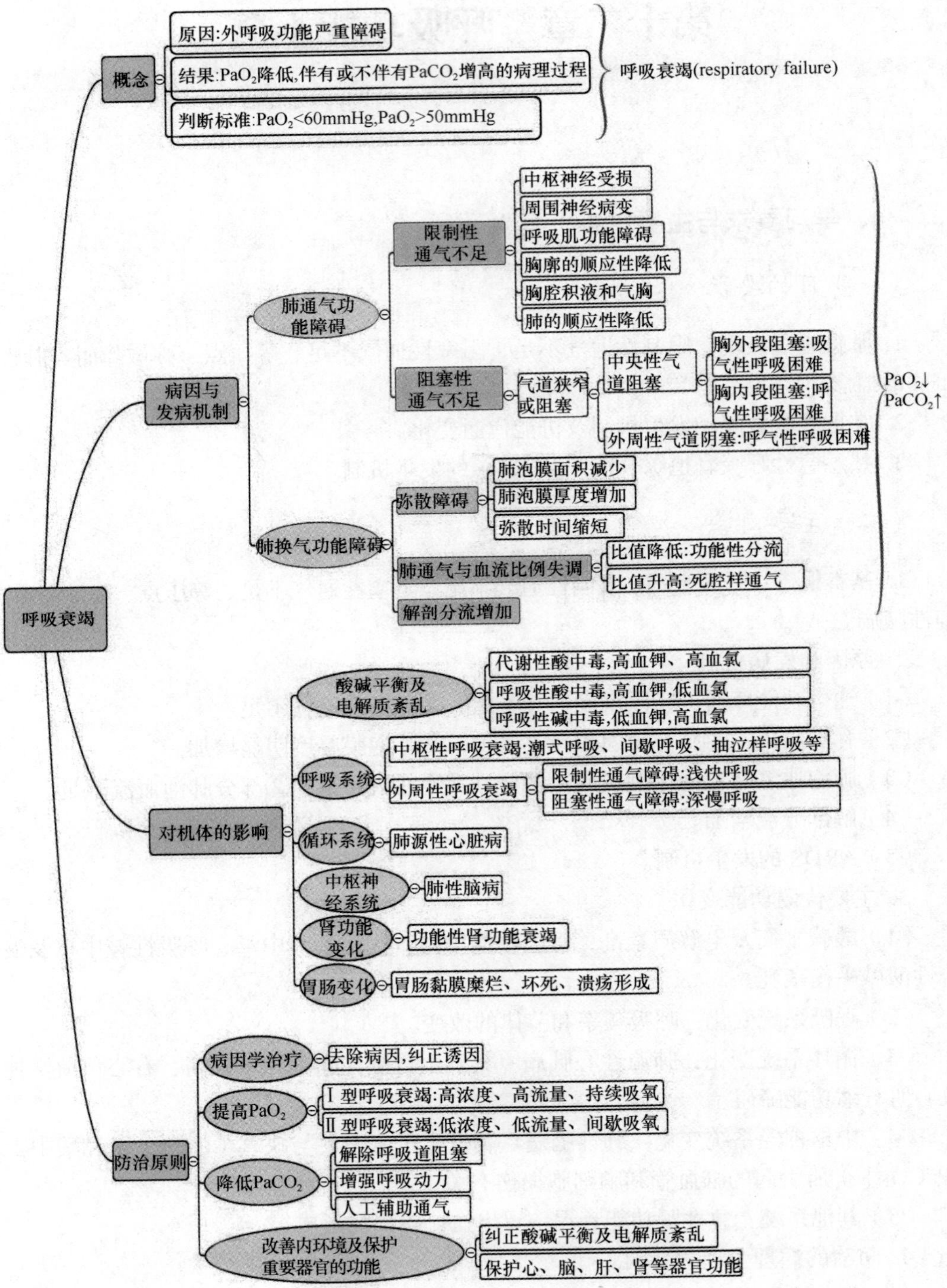
呼吸衰竭
概念
原因:外呼吸功能严重障碍
结果:PaO_2降低,伴有或不伴有$PaCO_2$增高的病理过程
判断标准:PaO_2<60mmHg,PaO_2>50mmHg
呼吸衰竭(respiratory failure)
病因与发病机制
肺通气功能障碍
限制性通气不足
中枢神经受损
周围神经病变
呼吸肌功能障碍
胸廓的顺应性降低
胸腔积液和气胸
肺的顺应性降低
阻塞性通气不足
气道狭窄或阻塞
中央性气道阻塞
胸外段阻塞:吸气性呼吸困难
胸内段阻塞:呼气性呼吸困难
外周性气道阴塞:呼气性呼吸困难
肺换气功能障碍
弥散障碍
肺泡膜面积减少
肺泡膜厚度增加
弥散时间缩短
肺通气与血流比例失调
比值降低:功能性分流
比值升高:死腔样通气
解剖分流增加
PaO_2↓
$PaCO_2$↑
对机体的影响
酸碱平衡及电解质紊乱
代谢性酸中毒,高血钾、高血氯
呼吸性酸中毒,高血钾,低血氯
呼吸性碱中毒,低血钾,高血氯
呼吸系统
中枢性呼吸衰竭:潮式呼吸、间歇呼吸、抽泣样呼吸等
外周性呼吸衰竭
限制性通气障碍:浅快呼吸
阻塞性通气障碍:深慢呼吸
循环系统
肺源性心脏病
中枢神经系统
肺性脑病
肾功能变化
功能性肾功能衰竭
胃肠变化
胃肠黏膜糜烂、坏死、溃疡形成
防治原则
病因学治疗
去除病因,纠正诱因
提高PaO_2
Ⅰ型呼吸衰竭:高浓度、高流量、持续吸氧
Ⅱ型呼吸衰竭:低浓度、低流量、间歇吸氧
降低$PaCO_2$
解除呼吸道阻塞
增强呼吸动力
人工辅助通气
改善内环境及保护重要器官的功能
纠正酸碱平衡及电解质紊乱
保护心、脑、肝、肾等器官功能

三、复习思考题

（一）单项选择题

【A 型题】

1. 有关呼吸衰竭的概念哪一项不正确
   A. 呼吸衰竭是由于外呼吸功能严重障碍导致 PaO_2 低于正常或伴有 $PaCO_2$ 增加的病理过程
   B. 判断呼吸衰竭的血气标准一般为 PaO_2＜60mmHg，伴有或不伴有 $PaCO_2$＞50mmHg
   C. 呼吸衰竭可分为低氧血症型（Ⅰ型）和低氧血症伴高碳酸血症型（Ⅱ型）
   D. 呼吸衰竭患者（未经治疗时）可以只有 $PaCO_2$ 升高而没有 PaO_2 降低
   E. 根据病程经过不同可分为急性呼吸衰竭和慢性呼吸衰竭

2. 以 PaO_2＜60mmHg 为在海平面条件下吸入室内空气时诊断呼吸衰竭的标准是根据
   A. 临床经验制定的
   B. 此时外周感受器方可被缺氧刺激兴奋
   C. 此时会引起酸中毒
   D. 此时中枢神经系统开始出现不可逆性变化
   E. 氧离曲线特性，在此时 SaO_2 显著下降，组织将严重缺氧

3. 通气功能障碍时，血气变化的特点为
   A. PaO_2 下降
   B. PaO_2 下降，$PaCO_2$ 下降
   C. PaO_2 下降，$PaCO_2$ 升高
   D. PaO_2 正常，$PaCO_2$ 升高
   E. PaO_2 下降，$PaCO_2$ 正常

4. 一般情况下，换气功能张碍主要导致血中
   A. PaO_2 升高，$PaCO_2$ 升高
   B. PaO_2 不变，$PaCO_2$ 升高
   C. PaO_2 不变，$PaCO_2$ 升高
   D. PaO_2 下降，$PaCO_2$ 升高
   E. PaO_2 下降，$PaCO_2$ 不变

5. 以 $PaCO_2$＞50mmHg 作为呼吸衰竭诊断标准可能因为
   A. 此时 pH 将低于正常水平，出现酸血症
   B. CO_2 解离曲线特性，此时 CO_2 含量陡增
   C. 临床统计经验
   D. 此时 CO_2 对中枢神经系统抑制作用明显
   E. 正常人 $PaCO_2$ 最高可达 50mmHg

6. 反映肺换气功能的最好指标是
   A. PaO_2 和 P_AO_2 的差值
   B. PaO_2
   C. P_AO_2

D. $PaCO_2$　　E. $PaCO_2$ 和 P_ACO_2 的差值

7. 反映肺通气功能的最好指标是

A. 潮气量　　B. PaO_2　　C. P_AO_2

D. $PaCO_2$　　E. $PaCO_2$ 和 P_ACO_2 的差值

8. 下列疾病患者表现为呼气性呼吸困难的有

A. 白喉　　B. 支气管异物　　C. 声带麻痹

D. 气胸　　E. 肺纤维化

9. 下列哪一项与“功能性分流”不符

A. 又称静脉血掺杂

B. 是部分肺泡通气明显降低而血流未相应减少所致

C. 正常人也有功能性分流

D. 肺血管收缩时也可引起功能性分流

E. 功能性分流部分的静脉血不能充分动脉化而造成 PaO_2 降低，$PaCO_2$ 增加

10. 下列哪一项与“无效腔样通气”不符

A. 明显增多时可引起呼吸衰竭

B. 是部分肺泡血流不足而通气未相应减少所致

C. 可见于肺内弥散性血管内凝血

D. 正常人肺没有无效腔样通气

E. 由于大量肺泡为无效腔样通气，其余肺泡的血流多而通气少，因此 PaO_2 降低

11. 阻塞性肺气肿患者呼吸衰竭氧疗时应

A. 将患者送入高压氧舱　　B. 先吸 30%左右的 O_2

C. 吸入纯氧　　D. 吸入 95%O_2 加 5%CO_2

E. 呼气末正压给 60%的 O_2

12. 吸入纯氧 15～20min 后 PaO_2 可达 550mmHg，如达不到 350mmHg，肺内可能发生了

A. 真性分流增加　　B. 气体弥散障碍　　C. 功能分流增加

D. 气道阻塞　　E. 肺泡无效腔样通气增加

13. 下列哪种情况引起的呼吸衰竭，氧疗无效

A. 通气障碍　　B. 弥散障碍　　C. 功能性分流

D. 肺动静脉瘘　　E. 死腔样通气

【B 型题】

（14～17）

A. 肺泡气氧分压与动脉血氧分压差（$P_{A-a}O_2$）增加　　B. $PaCO_2$ 增加

C. 两者均可　　D. 两者均无

14. 换气功能障碍时多见

15. 肺泡总通气量降低时（单纯性肺低通气）
16. 高原吸入气 PO_2 低（患者无肺水肿）时
17. 慢性阻塞性肺疾患时

（18～21）

A. PaO_2 下降，$PaCO_2$ 明显下降
B. PaO_2 下降，$PaCO_2$ 变化不大
C. PaO_2 上升，$PaCO_2$ 也明显上升
D. PaO_2 下降，$PaCO_2$ 升高，两者不成一定比例关系
E. PaO_2 下降，$PaCO_2$ 升高，两者成一定比例关系

18. 慢性阻塞性肺疾患
19. Ⅱ型呼吸衰竭用高氧治疗后可出现
20. 吗啡服用过量
21. 肺广泛纤维化

（二）多项选择题

1. ARDS 时肺泡通气血流比例失调及换气功能障碍是因为
   A. 肺部病变不是均匀的而是散在的
   B. 部分肺泡顺应性降低引起肺不张造成肺内真性分流增加
   C. 部分气道因水肿液阻塞或气道收缩使气道收缩造成肺内功能分流增加
   D. 微血栓阻塞血管和活性物质使血管收缩，造成肺内死腔样通气增加
   E. 呼吸肌疲劳
2. 呼吸衰竭发病的基本机制是
   A. 肺通气功能严重障碍　　B. 肺泡通气血流比例失调
   C. 弥散障碍　　D. 吸入气 PaO_2 过低
   E. 肺内真性分流增加
3. 部分肺泡通气血流比例失调常引起 PaO_2 下降而 $PaCO_2$ 不增加是因为
   A. 此时体内 CO_2 生成减少
   B. 部分肺泡 $V/Q<0.8$ 时，另一部分肺泡可代偿性通气增加使 $V/Q>0.8$
   C. 因氧解离曲线特点，通气增加的部分肺泡虽然可升高氧分压，但是血液氧饱和度和氧含量不能明显增加
   D. 因 CO_2 解离曲线特点，通气增加的部分肺泡可使 CO_2 排出量增加，所以可以代偿而 $PaCO_2$ 不增加
   E. $PvCO_2$ 与 $PaCO_2$ 差小
4. 呼吸衰竭时各种代偿性功能变化和功能障碍发生的最基本原因是
   A. 中枢神经系统对缺氧敏感　　B. 低氧血症

C. 电解质酸碱平衡紊乱
D. 高碳酸血症
E. 右心衰竭

5. 肺部疾病并发右心衰竭的主要机制为
A. 肺动脉高压
B. 低氧致心脏供血受损
C. 心肌受损
D. CO_2潴留致外周血管扩张，低血压
E. 缺氧、酸中毒致肺动脉收缩

6. 肺纤维化患者血气不可能出现以下哪种变化
A. PaO_2正常，$PaCO_2$正常
B. PaO_2降低，$PaCO_2$降低
C. PaO_2降低，$PaCO_2$升高
D. PaO_2正常，$PaCO_2$升高

7. 一患者 $PaO_2$50mmHg，$PaCO_2$90mmHg，快速吸入高浓度氧后可能出现
A. PaO_2＞60mmHg
B. 肺性脑病加重
C. 血中氧合血红蛋白增加
D. 高碳酸血症加重
E. 氧离曲线左移

（三）判断题

1. 限制性通气不足是指吸气时肺泡的扩张受限引起的肺泡通气不足。（　　）
2. 阻塞性通气不足是指气道狭窄或阻塞所致的通气障碍。（　　）
3. 患部肺泡血流少而通气多，肺泡通气不能充分被利用，称为死腔样通气，通气/血流比可显著大于正常。（　　）
4. 正常人的肺循环中也存在真性分流，占心输出量的30%左右。（　　）
5. 当气道阻塞部位在中央气道的胸内段时，患者出现吸气性呼吸困难。（　　）
6. 肺泡表面活性物质增加时，肺泡顺应性增加。（　　）
7. 肺泡弹性阻力增加，肺泡通气量也增加。（　　）
8. 等压点上移，引起的是呼气性呼吸困难。（　　）
9. 出现功能性分流时，V/Q＞0.8。（　　）
10. 无效腔样通气时，V/Q＜0.8。（　　）

（四）问答题

1. 为什么弥散障碍只有PaO_2降低而无$PaCO_2$升高?
2. 呼吸衰竭患者常见哪种类型酸碱平衡紊乱？其发生机制如何?
3. 某特发性肺间质纤维化患者，男，33 岁，因气短入院。体检：体温 36.5℃，心率 104 次/分，呼吸 60 次/分。呼吸急促，发绀，两肺底有细湿啰音。肺活量 1000ml。血气分析：$PaO_2$58mmHg，$PaCO_2$32.5mmHg，pH 7.49。

问：（1）该患者发生了哪种类型呼吸衰竭，机制是什么?

（2）患者为什么发生呼吸困难?

（3）该患者发生了哪种类型的酸碱平衡紊乱?

四、复习思考题参考答案及解析

（一）单项选择题

【A 型题】

1. [答案]　D

[题解]　呼吸衰竭患者必定有 PaO_2 降低，伴有或不伴有 $PaCO_2$ 增高。

2. [答案]　E

[题解]　当氧分压在 60～100mmHg 时，氧离曲线相当平坦。例如，登上 3500m 高山或在 3500m 高空飞行，大气压力下降到 500mmHg，空气中氧浓度约为 21%，大气氧分压下降。此时，肺泡气中的氧分压约为 56mmHg，SaO_2 仍有 88%，不会发生缺氧。当大气氧分压在 10～50mmHg，氧解离曲线陡直。SaO_2 会大幅度下降，组织严重缺氧。

3. [答案]　C

4. [答案]　E

5. [答案]　A

[题解]　血中 CO_2 通过呼吸膜弥散速度快，$PaCO_2$ 相当于 P_ACO_2，因此测定 $PaCO_2$ 了解肺泡通气情况。如 $PaCO_2$ 高于正常值，示肺泡通气不足。CO_2 潴留，引起呼吸性酸中毒。

6. [答案]　A

[题解]　肺泡与肺泡毛细血管血液之间的气体交换是一个物理弥散过程，气体弥散速度及弥散量取决于肺泡膜两侧的气体分压差，气体的分子量和溶解度，肺泡膜的面积和厚度，以及血液与肺泡接触时间。因此 $PaCO_2$ 与 PaO_2 之差，最能反映肺的换气功能。

7. [答案]　C

[题解]　肺通气是指肺泡与外界气体进行交换的过程。无论是限制性通气不足，或是阻塞性通气不足，均可导致肺泡通气量不足，产生呼吸衰竭。

8. [答案]　B

[题解]　位于胸内的中央气道阻塞，吸气时气道内压大于腹膜腔内压，气道扩张，阻塞减轻；呼气时，气道内压小于腹膜腔内压，气道进一步缩小，表现为呼气性呼吸困难。

9. [答案]　D

[题解]　如支气管哮喘，慢性支气管炎等，病变重的部位肺泡通气量明显减少，而血流未相应减少，甚至还可因炎症充血使血流增多，V_A/Q 降低。

10. [答案]　D

[题解]　正常人生理无效腔约为潮气量的 30%，疾病时功能性无效腔可显著增多，生理无效腔量/潮气量可高达 60%～70%，从而导致呼吸衰竭。

11. [答案]

[题解] Ⅱ型呼吸衰竭患者吸氧浓度不宜超过30%，并控制流速，使 PaO_2 上升到50～60mmHg即可。吸氧浓度过高，抑制氧反射，不能维持呼吸中枢兴奋，加重缺氧。

12. [答案] A

[题解] 支气管扩张症可伴有支气管血管扩张和肺内动-静脉短路开放，使解剖分流量增加，解剖分流的血液完全未经气体交换过程，故又称为真性分流，吸氧治疗无效。

13. [答案] D

[题解] 肺内动-静脉短路开放，肺动脉内静脉血不能通过肺进行气体交换，吸氧也无效。

【B型题】

14. [答案] C 15. [答案] B 16. [答案] D 17. [答案] C 18. [答案] D

19. [答案] C 20. [答案] E 21. [答案] A

（二）多项选择题

1. [答案] ABCD

[题解] （1）肺换气障碍：①弥散障碍，肺泡-微血管膜通透性增高，引起肺水肿及透明膜形成。② V_A/Q 比例失调，死腔样通气，由于肺内微血管血栓形成及炎症介质引起肺血管收缩，使部分肺泡 $V_A/Q>0.8$；功能分流，由于肺不张、炎性分泌物、肺水肿液堵塞小气道及炎症介质引起支气管堵塞，使 V_A/Q 减小；解剖分流，由于肺内微血栓形成及肺血管收缩，肺循环阻力增大，肺内动-静脉吻合支大量开放。

（2）通气障碍：①限制性通气不足，肺间质与肺泡水肿、肺泡壁增厚；肺泡表面活性物质减少；肺泡上皮增生和纤维化。②阻塞性通气不足，炎性分泌物、水肿液阻塞小气道及小气道痉挛。

2. [答案] ABCD

[题解] 呼吸衰竭的发生机制包括肺通气功能障碍和肺换气障碍，后者包括气体弥散障碍，与V/Q比值异常。吸入气 PO_2 过低属于通气障碍。

3. [答案] BCD

[题解] ①病变肺区 V_A/Q 可<0.1，流经此处静脉血不能充分动脉化，其氧分压与氧含量降低，CO_2 分压与含量增高。②由于缺氧，引起代偿性呼吸运动增强和肺总通气量恢复正常或增加，无通气障碍肺泡，该部分肺泡 $V_A/Q>0.8$，流经这部分肺泡的血液 PO_2 显著升高，但氧含量增加很少（氧解离曲线特性决定），而 CO_2 分压与含量降低（由二氧化碳解离曲线特性决定）。

4. [答案] BD

[题解] 呼吸衰竭时的低氧血症和高碳酸血症是代偿适应反应和各系统器官功能

代谢变化的基础。

5. [答案]　AC

[题解]　①缺氧和血液氢离子浓度过高，引起肺小动脉收缩，肺动脉压升高，右室后负荷增加。②无肌型肺微动脉机化，肺血管平滑肌细胞和成纤维细胞肥大增生，使肺血管壁增厚和硬化。③缺氧时红细胞生成增多，血液黏度增高。④肺毛细血管床被破坏或栓塞。⑤缺氧酸中毒，心肌舒缩功能障碍。⑥呼吸困难时，用力呼吸气腹膜腔内压增高，导致心脏舒缩功能障碍。

6. [答案]　AD

[题解]　①肺纤维化引起限制性通气不足。②PaO_2 下降，CO_2 弥散能力强，$PaCO_2$ 正常或因缺氧代偿性呼吸加深加快，$PaCO_2$ 降低。

7. [答案]　ABCD

[题解]　①患者 PaO_2 下降，$PaCO_2$ 显著升高，属Ⅱ型呼吸衰竭，吸氧后，PaO_2 升高，氧合血红蛋白增加。②患者吸氧浓度＞30%，PaO_2 迅速提高，使低氧时化学感受器的刺激减弱甚至消失，呼吸中枢抑制，肺通气量减少，CO_2 潴留加重，导致严重高碳酸血症和肺性脑病更严重。

（三）判断题

1. [答案]　√　2. [答案]　√　3. [答案]　√　4. [答案]　×　5. [答案]　×
6. [答案]　√　7. [答案]　×　8. [答案]　√　9. [答案]　×　10. [答案]　×

（四）问答题

1. [答题要点]　CO_2 在水中的溶解度比 O_2 大，故弥散速度比 O_2 快，能较快地弥散入肺泡使 $PaCO_2$ 和 P_ACO_2 取得平衡，只要患者肺泡通气量正常就可保持 $PaCO_2$ 与 P_ACO_2 正常。

2. [答题要点]　①呼吸性酸中毒：Ⅱ型呼吸衰竭时存在 CO_2 潴留。②代谢性酸中毒：呼吸衰竭时的缺氧使无氧酵解增多，乳酸生成增多，肾功能降低，酸性物质排出减少。③呼吸性碱中毒：Ⅰ型呼衰如有过度通气存在。④代谢性碱中毒：人工呼吸机使用不当，排钾利尿药。⑤混合性酸碱平衡紊乱：呼酸合并代酸。

3. [答题要点]

（1）该患者发生了Ⅰ型呼吸衰竭。主要机制是部分肺泡限制性通气不足，弥散障碍和通气血流比例失调。

（2）肺顺应性降低，牵张感受器或肺泡毛细血管旁感受器受刺激而反射性引起呼吸运动变浅变快。

（3）呼吸性碱中毒。

第十三章 肝 性 脑 病

一、学习要求与主要内容

（一）目的要求

1. 掌握肝性脑病的概念及发病机制（包括氨中毒学说、假性神经递质学说、血浆氨基酸失衡学说、GABA学说）。

2. 熟悉决定和影响肝性脑病发生的因素。

3. 了解肝性脑病治疗的病理生理学基础。

（二）主要内容

1. 基本概念：肝功能不全、肝性脑病。

2. 肝功能不全的分类

（1）急性肝功能不全。

（2）慢性肝功能不全。

3. 肝性脑病的发病机制

（1）氨中毒学说：①血氨升高的原因：氨生成增多和氨清除不足。②血氨升高引起肝性脑病的机制：干扰脑组织的能量代谢，干扰脑内神经递质发生改变，影响Na^+、K^+在神经细胞内外的正常分布。

（2）假性神经递质学说：①假性神经递质的生成；②假性神经递质引起肝性脑病的机制。

（3）血浆氨基酸失衡学说：①血浆氨基酸平衡失衡；②血浆氨基酸失衡引起肝性脑病的机制。

（4）γ-氨基丁酸（GABA）学说：①GABA的产生；②GABA的作用。

4. 决定和影响肝性脑病发生的因素。

5. 肝性脑病防治的病理生理学基础。

二、章节知识点思维导图

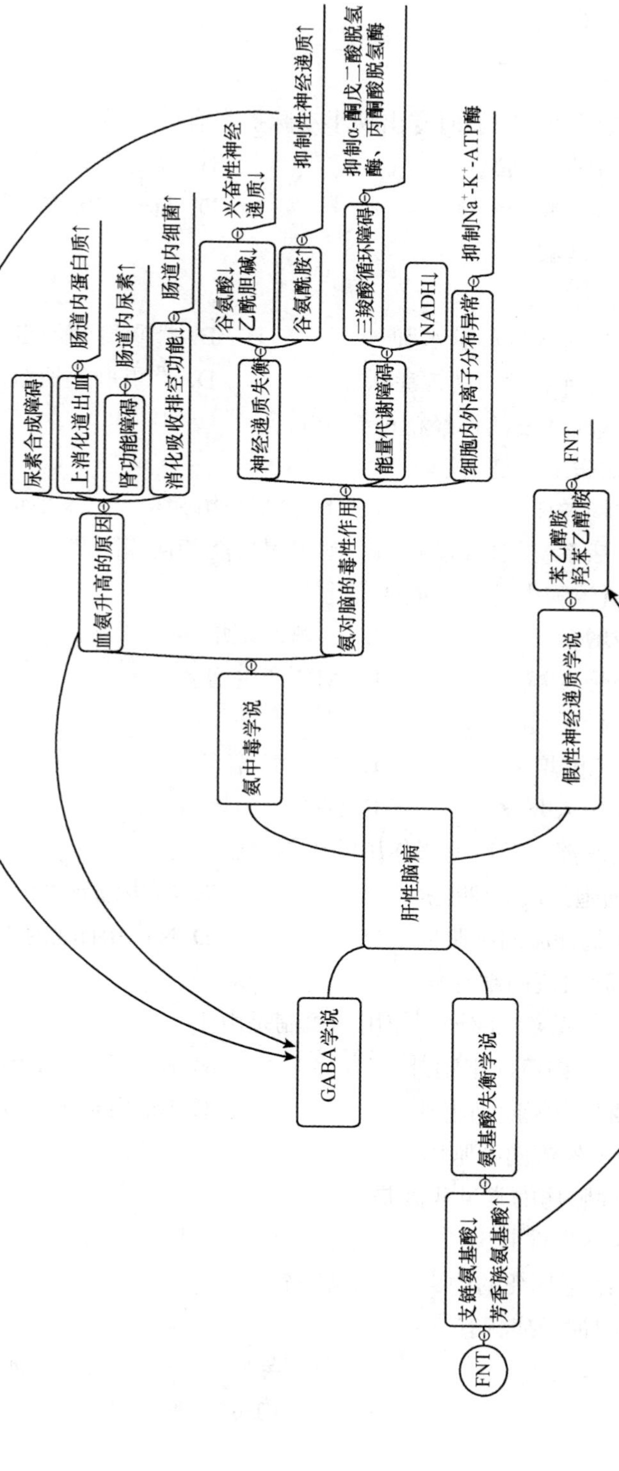
肝性脑病
氨中毒学说
血氨升高的原因
尿素合成障碍
上消化道出血
肠道内蛋白质↑
肾功能障碍
肠道内尿素↑
消化吸收排空功能↓
肠道内细菌↑
氨对脑的毒性作用
神经递质失衡
谷氨酸↓
乙酰胆碱↓
兴奋性神经递质↓
谷氨酰胺↑
抑制性神经递质↑
能量代谢障碍
三羧酸循环障碍
抑制α-酮戊二酸脱氢酶、丙酮酸脱氢酶
NADH↓
细胞内外离子分布异常
抑制Na⁺-K⁺-ATP酶
假性神经递质学说
苯乙醇胺
羟苯乙醇胺
FNT
GABA学说
氨基酸失衡学说
支链氨基酸↓
芳香族氨基酸↑
FNT

三、复习思考题

（一）单项选择题

【A 型题】

1. 肝脏激素灭活功能减弱时与出现小动脉扩张有关的是
   A. 甲状腺激素灭活减少
   B. 胰岛素灭活减少
   C. 雌激素灭活减少
   D. 抗利尿激素灭活减少
   E. 醛固酮灭活减少
2. 肝性脑病是指
   A. 严重肝病所继发的脑水肿
   B. 严重肝病所继发的昏迷
   C. 严重肝病所继发的精神症状
   D. 严重肝病所继发的神经症状
   E 严重肝病所继发的神经精神综合征
3. 引起肝性脑病主要是由于
   A. 皮质结构破坏
   B. 下丘脑结构破坏
   C. 大脑网状结构破坏
   D. 上行激活系统结构破坏
   E. 脑组织功能和代谢障碍
4. 血氨增高所致脑内神经递质的变化是
   A. 谷氨酸增多
   B. 乙酰胆碱增多
   C. 谷氨酰胺减少
   D. 乙酰辅酶 A 减少
   E. ATP 产生增多
5. 氨进入脑内可引起
   A. α-酮戊二酸增多
   B. NADH 增多
   C. 谷氨酰胺增多
   D. 乙酰辅酶 A 增多
   E. ATP 产生增多
6. γ-氨基丁酸发挥突触后抑制作用的机制是由于
   A. Na^+由细胞外流向细胞内
   B. K^+由细胞外流向细胞内
   C. Cl^-由细胞外流向细胞内
   D. Na^+由细胞内流向细胞外
   E. K^+由细胞内流向细胞外
7. γ-氨基丁酸发挥突触前抑制作用的机制是由于
   A. Na^+由轴突内流向细胞外
   B. K^+由轴突内流向细胞外
   C. Cl^-由轴突内流向细胞外
   D. Na^+由轴突外流向细胞内
   E. K^+由轴突外流向细胞内
8. 外源性肝性脑病的常见病因是
   A. 病毒性爆发性肝炎
   B. 门脉性肝硬化
   C. 药物性肝炎
   D 伴有肝细胞坏死的中毒
   E. 肝癌
9. 肝性脑病的神经症状有
   A. 睡眠节律变化
   B. 行为异常
   C. 精神错乱
   D. 昏迷
   E. 以上均可出现

10. 肝性脑病时血氨增高的主要原因是
A. 谷氨酰胺合成障碍
B. 鸟氨酸循环障碍
C. 肠道细菌产生的尿素酶增加
D. 肠道细菌产生的氨基酸氧化酶增多
E. γ-氨基丁酸合成障碍
11. 血氨升高引起肝性脑病的主要机制
A. 影响大脑皮质的兴奋及传导功能
B. 使乙酰胆碱产生过多
C. 干扰脑细胞的能量代谢
D. 使脑干网状结构不正常活动
E. 使去甲肾上腺素作用减弱
12. 肝性脑病常见的诱因是
A. 胃肠蠕动增强
B. 上消化道出血
C. 脂肪摄入增多
D. 糖类摄入增多
E. 肠道内细菌活动减弱
13. 肝性脑病的假性神经递质是指
A. 苯乙胺和酪胺
B. 多巴胺和苯乙醇胺
C. 苯乙胺和苯乙醇胺
D. 酪胺和羟苯乙醇胺
E. 苯乙醇胺和羟苯乙醇胺
14. 在肝性脑病的发病机制中假性神经递质的毒性作用是
A. 干扰乙酰胆碱的功能
B. 干扰去甲肾上腺素和多巴胺的功能
C. 干扰三羧酸循环
D. 干扰糖酵解
E. 干扰 γ-氨基丁酸的功能
15. 肝性脑病患者服用肠道抗生素的主要目的是
A. 防治胃肠道感染
B. 预防肝胆系统感染
C. 抑制肠道对氨的吸收
D. 防止腹水感染
E. 抑制肠道细菌而减少毒性物质的产生和吸收

【B 型题】

（16～20）
A. 亮氨酸、异亮氨酸和缬氨酸
B. 苯丙氨酸、酪氨酸和色氨酸
C. GABA 和谷氨酰胺
D. 乙酰胆碱和谷氨酸
E. 苯乙醇胺、羟乙醇胺和 5-羟色胺
16. 引起肝性脑病的假性神经递质是
17. 支链氨基酸是指
18. 芳香氨基酸是指
19. 抑制性中枢神经递质是指
20. 兴奋性中枢神经递质是指

（21～25）
A. 复方氨基酸溶液
B. 谷氨酸
C. 精氨酸
D. 乳果糖
E. 左旋多巴

21. 使正常神经递质生成增多而治疗肝性脑病的药物是
22. 控制肠道产氨而治疗肝性脑病的药物是
23. 恢复血浆氨基酸平衡而治疗肝性脑病的药物是
24. 维持鸟氨酸循环，促进尿素合成而治疗肝性脑病的药物是
25. 使氨生成谷氨酰胺而治疗肝性脑病的药物是

（二）多项选择题

1. 肝功能严重损害时激素代谢紊乱表现为
   A. 雌激素增多　B. 胰岛素减少　C. 胰高血糖素减少
   D. 醛固酮增多　E. 抗利尿激素减少
2. 肝性脑病的诱发因素包括
   A. 消化道出血　B. 酸中毒　C. 便秘
   D. 感染　E. 摄入维生素增多
3. 氨影响脑生理功能而引起脑病的可能机制有
   A. 干扰脑的能量代谢　B. 影响神经递质的产生及其相互间的平衡
   C. 干扰神经细胞膜的电活动　D. 促进肌肉组织对支链氨基酸的摄取和利用
   E. 促进假性神经递质的产生
4. 氨中毒使脑组织能量代谢生成障碍的机制为
   A. 丙酮酸脱羧酶活性增加　B. α-酮戊二酸减少
   C. NADH 消耗过多　D. ATP 消耗过多
   E. 乙酰辅酶 A 生成不足
5. 血中芳香族氨基酸增多可引起脑内
   A. 苯乙醇胺增多　B. 羟苯乙醇胺增多　C. 5-羟色胺增多
   D. 苯乙醇胺减少　E. 5-羟色胺减少
6. 上消化道出血诱发肝性脑病的机制在于
   A. 引起失血性休克　B. 肠道细菌作用下产氨增多
   C. 血液中苯乙胺和酪胺增加　D. 急性严重出血使脑组织缺血、缺氧
   E. 破坏血-脑屏障使假性神经递质入脑
7. 血浆氨基酸失衡学说中的支链氨基酸是指
   A. 酪氨酸　B. 异亮氨酸　C. 缬氨酸
   D. 色氨酸　E. 亮氨酸
8. 使用左旋多巴治疗肝性脑病的目的在于
   A. 增强正常递质的生成　B. 改善肾功能　C. 降低血氨
   D. 恢复血浆氨基酸的生理平衡　E. 对抗 GABA 的作用

（三）判断题

1. 苯丙氨酸和酪氨酸经肠道细菌释放的脱羧酶的作用，分解为苯乙胺和酪胺，苯乙胺和酪胺被称为假性神经递质。(　　)

2. 血浆氨基酸失衡学说认为支链氨基酸/芳香族氨基酸的比值下降可能导致肝性脑病。(　　)

3. GABA 学说认为：GABA 可以取代多巴胺，是一种假神经递质兼抑制性神经递质。(　　)

4. 肝性脑病时可以用碱性液体给患者灌肠以减少氨氮吸收。(　　)

5. 肝肾综合征是指继发于肝功能障碍的功能性肾功能不全。(　　)

6. 感染可造成缺氧和体温升高，使全身各组织分解代谢增强，使体内产氨增多及血浆氨基酸失衡，诱发肝性脑病。(　　)

（四）问答题

1. 肝性脑病时，血氨升高的原因是什么？

2. 简述肝性脑病时，假性神经递质的产生及导致昏迷的机制。

3. 一位患者患肝硬化已 5 年，平时状态尚可。1 次进食不洁肉食后，出现高热（39℃）、频繁呕吐和腹泻，继之出现说胡话，扑翼样震颤，最后进入昏迷。试分析该患者发生肝性脑病的诱发因素。

四、复习思考题参考答案及解析

（一）单项选择题

【A 型题】

1. [答案]　C

[题解]　雌激素灭活减少，可产生月经失调，男性患者女性化，睾丸萎缩，乳房发育，以及小动脉扩张如蜘蛛痣、肝灶手掌等。

2. [答案]　E

[题解]　肝性脑病时继发于严重肝脏疾病的精神、神经综合征，发生于肝细胞广泛坏死引起的肝功能衰竭或慢性肝病引起的门-体分流的基础上其临床表现为一系列的精神、神经综合征，最后出现昏迷。因此，昏迷不是肝性脑病特有的症状。

3. [答案]　E

[题解]　目前认为肝性脑病的发生主要是由脑细胞的功能和代谢障碍所引起，而星型胶质细胞的变形认为是继发性的。

4. [答案]　D

[题解] 血氨升高抑制丙酮酸脱氢酶的活性，使乙酰辅酶 A 减少。

5. [答案] C

[题解] 进入脑内的 NH_3 与 α-酮戊二酸结合形成谷氨酸；NH_3 又与谷氨酸结合，生成谷氨酸胺。这一过程使 NADH 减少，ATP 减少，谷氨酸胺生成增多。NH_3 还可抑制丙酮酸脱羧酶活性，使乙酰辅酶 A 产生减少，影响三羧酸循环。

6. [答案] C

[题解] 当突触前神经元兴奋时，γ-氨基丁酸释放，通过突触间隙与突触后神经元细胞膜上的受体结合，使细胞对 Cl^- 的通透性增高，大量 Cl^- 进入细胞内产生超极化，发挥突触后的抑制作用。

7. [答案] C

[题解] γ-氨基丁酸作用于突触前的轴突末梢时，也可使轴突膜对 Cl^- 的通透性增高，使 Cl^- 从轴突内流向轴突体，产生去极化，使末梢的神经递质释放减少，产生突触前抑制。因此，GABA 既是突触后抑制递质又是突触前抑制递质。

8. [答案] B

[题解] 外源性肝性脑病是指肠源性毒物绕过肝脏直接进入体循环引起的脑病。常见病因有门脉性肝硬化、晚期血吸虫性肝硬化及门-体静脉分流术患者。

9. [答案] E

[题解] 在临床上按神经精神症状的轻重分为四期：前驱期、昏迷前期、昏睡期、昏迷期。

10. [答案] B

[题解] ①由于代谢障碍，供给鸟氨酸循环的 ATP 不足。②鸟氨酸循环的酶系统严重受损。③鸟氨酸循环的各种底物缺失，尿素合成减少。

11. [答案] C

[题解] ①NH_3 抑制丙酮酸脱氢酶活性，妨碍丙酮酸氧化脱羧过程，使 NADH 和乙酰辅酶 A 生成减少，三羧酸循环障碍，ATP 生成减少。②由于丙酮酸脱氢酶和 α-酮戊二酸减少，三羧酸循环障碍，ATP 生成减少。③ α-酮戊二酸经转氨基过程生成谷氨酸，消耗大量 NADH，NADH 是呼吸链递氢过程的主要物质，ATP 产生减少。④NH_3 与谷氨酸结合生成谷氨酸酶，消耗 ATP。

12. [答案] B

[题解] 上消化道出血是肝性脑病发生的最常见诱因，肝硬化患者常有食管静脉曲张，曲张静脉破裂后，大量血液进入消化道。①血浆蛋白和血红蛋白经细菌分解产生氨及其他毒物。②肝功能障碍，凝血因子合成减少，引起出血，一方面产氨增多，另一方面出血引起血压下降，造成体内低血容量和缺氧，加重肝、脑、肾功能障碍。③肝功能衰竭可引起肾功能衰竭和尿毒症，又可出现胃肠道黏膜的糜烂，以溃疡为主，更加剧肝性脑病的发生。

13. [答案] E

[题解] 苯乙醇胺和羟基乙醇胺在肠道细菌脱羧酶的作用下形成胺类，肝功能障碍时胺类物质不能入血，在中枢神经系统内形成假性神经递质。

14. [答案] B

[题解] 苯乙醇胺和羟基乙醇胺在化学结构上与正常神经递质去甲肾上腺素和多巴胺相似，但不能完成真性神经递质的功能，被称为假性神经递质。

15. [答案] E

[题解] 抑制肠道细菌产氨。

【B 型题】

16. [答案] E 17. [答案] A 18. [答案] B 19. [答案] C 20. [答案] D

21. [答案] E 22. [答案] D

[题解] 乳果糖通过降低结肠 pH 而抑制氨的吸收和肠菌产氨。

23. [答案] A

[题解] 复方氨基酸溶液含有较多支链氨基酸，故可恢复肝性脑病患者的血浆氨基酸平衡。

24. [答案] C

25. [答案] B

（二）多项选择题

1. [答案] AD

[题解] 肝功能降低，醛固酮和雌激素灭活减少。

2. [答案] ACD

[题解] 消化道出血可使肠道产氨和其他毒性物质增多，便秘使氨、胺类、硫醇等毒性物质与结肠黏膜接触时间延长而吸收增多。感染通过缺氧和体温升高而使组织分解代谢增强，使体内产氨增多及血浆氨基酸失衡。pH 降低，离子铵增多而不易通过血-脑屏障；维生素多对保护肝脏功能有益，所以可将 B、E 排除。

3. [答案] ABC

4. [答案] BCDE

[题解] ①NH_3+α-酮戊二酸→谷氨酸；α-酮戊二酸减少。②在谷氨酸形成时，消耗大量还原型辅酶 I（NADH），妨碍呼吸链递氢过程，ATP 生成不足。③NH_3 抑制丙酮酸脱氢酶系的活性，丙酮酸氧化膜脱羧障碍，导致 NADH 和乙酸辅酶 A 生成减少。④谷氨酸+NH_3 在 ATP 供能下生成谷氨酰胺，消耗大量 ATP。

5. [答案] ABC

[题解] ①肠道中的芳香族氨基酸-苯丙氨酸和酪氨酸，经细菌释放的脱羧酸作用，分别分解为苯乙胺和酪胺，正常时在肝脏分解解毒。肝功能障碍或因肝硬化时侧支循

环的建立，使其在血中浓度增高，并进入脑内，在非特异性β-羟化酶作用下，生成假性神经递质。②色氨酸在脑内先羟化形成5-羟色氨酸，再通过芳香族氨基酸脱羧酶作用生成5-羟色胺，是中枢神经学说抑制性递质，控制睡眠。当5-羟色胺过多时，可导致中枢神经抑制；还可被去甲肾上腺素能神经元摄取、储存，取代正常神经递质去甲肾上腺素能，所以5-羟色胺也被认为是假性神经递质。

6. [答案] ABCDE

7. [答案] BCE

8. [答案] AB

[题解] 根据GABA学说：左旋多巴可通过血-脑屏障，在脑内合成为正常神经递质多巴胺和去甲肾上腺素。左旋多巴在外周循环中可演变为多巴胺，从而防止假性神经递质引起外周血管过度扩张而导致的肾血流量减少，发挥改善肾功能的作用。

（三）判断题

1. [答案] ×

2. [答案] √

3. [答案] ×

4. [答案] ×

[题解] 肝功能严重障碍的患者需灌肠时，应选弱酸性灌肠液。因为肠道pH较低时，肠道的NH_3与H^+ 结合成不被吸收的NH_4^+，并随粪便排出体外。若肠道pH降至5.0时，不仅肠道的NH_3不被吸收，而且血液中的氨向肠道弥散。因此，应选弱酸性灌肠液，以减少肠道对氨的吸收和促血氨向肠道弥散，使血氨降低。

5. [答案] √

6. [答案] √

（四）问答题

1. [答题要点]

（1）尿素合成减少，氨清除不足。肝性脑病时血氨增高的主要原因是由于肝脏鸟氨酸循环障碍。①由于代谢障碍，供给鸟氨酸循环的ATP不足。②鸟氨酸循环的氨学说受损。③鸟氨酸循环的各种基质缺失，均导致氨合成尿素减少。

（2）氨生成增多

1）肝硬化、门脉血流受损、肠黏膜淤血、水肿、肠蠕动减弱，以及胆汁分泌减少等，使消化吸收功能降低，细菌繁殖活跃导致。①细菌释放的氨基酸氧化酶和尿素酶增多。②未经消化吸收的蛋白成分在肠道潴留，均使肠内氨基酸生成增多

2）肝硬化晚期，由于腹水形成，有效循环血量减少，交感-肾上腺髓质系统兴奋，儿茶酚胺增多，肾小球收缩，肾内血液重分布，导致GFR降低引起肾功能衰竭，尿素

排出减少，弥散入肠道，产氨增多。

3）如果合并上消化道出血，肠内血液蛋白质增多，产氨增多。

4）患者昏迷前躁动，震颤，肌肉活动增强，肌肉中腺苷酸分解代谢增强，产氨增多。

2. [答题要点]

（1）假性神经递质的形成：正常机体摄入的蛋白质在肠道中分解成氨基酸，再经肠道细菌释放的脱羧酶作用形成胺类。其中芳香族氨基酸如苯丙氨酸和酪氨酸转变成苯乙胺和酪胺，再经门静脉到肝，通过单胺氧化酶分解清除。肝功能不全时，肝脏解毒功能降低，或肝硬化门-体侧支循环形成时，胺类物质可通过体循环进入中枢神经系统，在脑内 β-羟化酶作用下，形成苯乙醇胺和羟苯乙醇胺。两者的化学结构和真性神经递质去甲肾上腺素、多巴胺极为相似，但传递信息的生理功能却远远弱于真性神经递质，故称为假性神经递质。

（2）假性神经递质作用机制：各种来自外周感受器的神经纤维，进入脑干后发出侧支进入脑干网状结构，并于其内的神经元发生突触联系，交换神经元后上行弥散性向大脑皮质投射纤维，维持大脑清醒。正常时，脑干网状结构中的神经递质主要是去甲肾上腺素和多巴胺等，其作用是维持大脑皮质兴奋和清醒状态。当脑干网状结构中假性神经递质增多时则竞争性地被肾上腺素能神经元摄取，储存在突触小体的囊泡中，并代替真性神经递质，因而脑干网状结构上行激动系统的唤醒功能不能维持，从而发生昏迷。

3. [答题要点]

（1）肝硬化患者，因胃肠道淤血、消化吸收不良及蠕动障碍，造成细菌大量繁殖。现进食不洁肉食，可导致肠道产氨过多。

（2）高热患者，呼吸加深加快，可导致呼吸性碱中毒；呕吐、腹泻，丢失大量 K^+，同时发生继发性醛固酮增多，引起低钾性碱中毒；呕吐丢失大量 H^+和 Cl^-，可造成代谢性碱中毒。碱中毒可导致肠道、肾脏吸收氨增多，而致血氨升高。

（3）肝硬化患者常有腹水，加上呕吐、腹泻丢失大量细胞外液，故易合并肝肾综合征，肾脏排泄尿素减少，大量尿素弥散至胃肠道而使肠道产氨增加。

（4）进食不洁肉食后高热，意味着发生了感染，组织蛋白分解，导致内源性氮质血症。

第十四章 肾功能不全

一、学习要求与主要内容

（一）目的要求

1. 掌握急性肾功能不全的概念、少尿型急性肾功能不全少尿的发生机制，

2. 掌握少尿型急性肾功能不全少尿期的代谢紊乱、肾组织细胞损伤及其机制。

3. 掌握慢性肾功能不全的概念、肾性高血压、肾性贫血、出血倾向、肾性骨营养不良的发生机制。

4. 熟悉急性肾功能不全的病因与类型、少尿型急性肾功能不全的发病经过。

5. 了解防治急性肾功能不全的病理生理基础。

（二）主要内容

1. 基本概念：急性肾功能不全、氮质血症、慢性肾功能不全、肾素依赖性高血压、钠依赖性高血压。

2. 少尿型急性肾功能不全的发生机制：肾缺血、肾小管阻塞和肾小管原尿反流。

3. 少尿期的代谢紊乱

（1）高钾血症。

（2）水中毒。

（3）代谢性酸中毒。

（4）氮质血症。

4. 肾组织细胞损伤及其机制

（1）受损细胞：①肾小管细胞；②内皮细胞；③系膜细胞。

（2）细胞损伤的机制。

5. 慢性肾功能不全的发病机制

（1）健存肾单位日益减少。

（2）矫枉失衡。

（3）肾小球过度滤过。

（4）肾小管-肾间质损害。

6. 对机体的影响

（1）尿的变化：多尿、夜尿、低渗尿（早期）或等渗尿及尿成分的改变（蛋白尿、血尿和脓尿）。

（2）内环境的改变：①氮质血症；②酸中毒；③电解质紊乱。

（3）肾性高血压：①肾素-血管紧张素系统的活性增强；②钠、水潴留；③肾分泌的抗高血压物质减少。

（4）肾性贫血：①促红细胞生成素生成减少；②红细胞破坏速度加快；③血液中毒性物质；④铁的再利用障碍；⑤出血。

（5）肾性骨营养不良发生机制：①PTH 作用；②1,25-$(OH)_2D_3$ 合成减少；③酸中毒。

7. 尿毒症

（1）功能及代谢变化：①功能变化：中枢神经系统、心血管系统变化、呼吸系统、消化系统、内分泌系统、免疫系统及皮肤的变化；②代谢紊乱：糖代谢、蛋白质代谢及脂肪代谢紊乱。

（2）发病机制：甲状旁腺激素、胍类化合物、尿素、胺类集中分子毒性物质的作用。此外，肌酐、尿酸、酚类等也与尿毒症的某些症状有关。

二、章节知识点思维导图

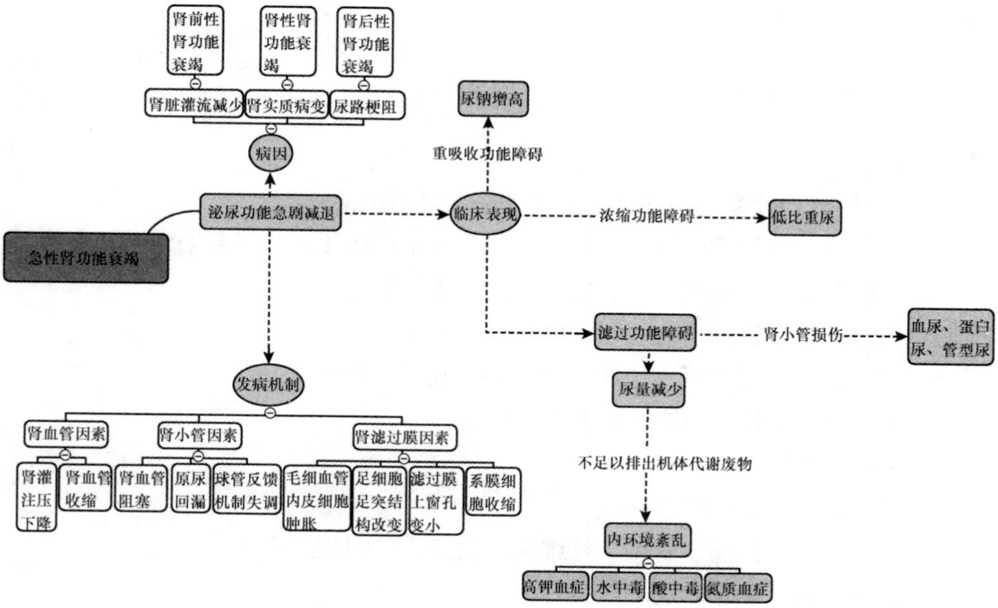

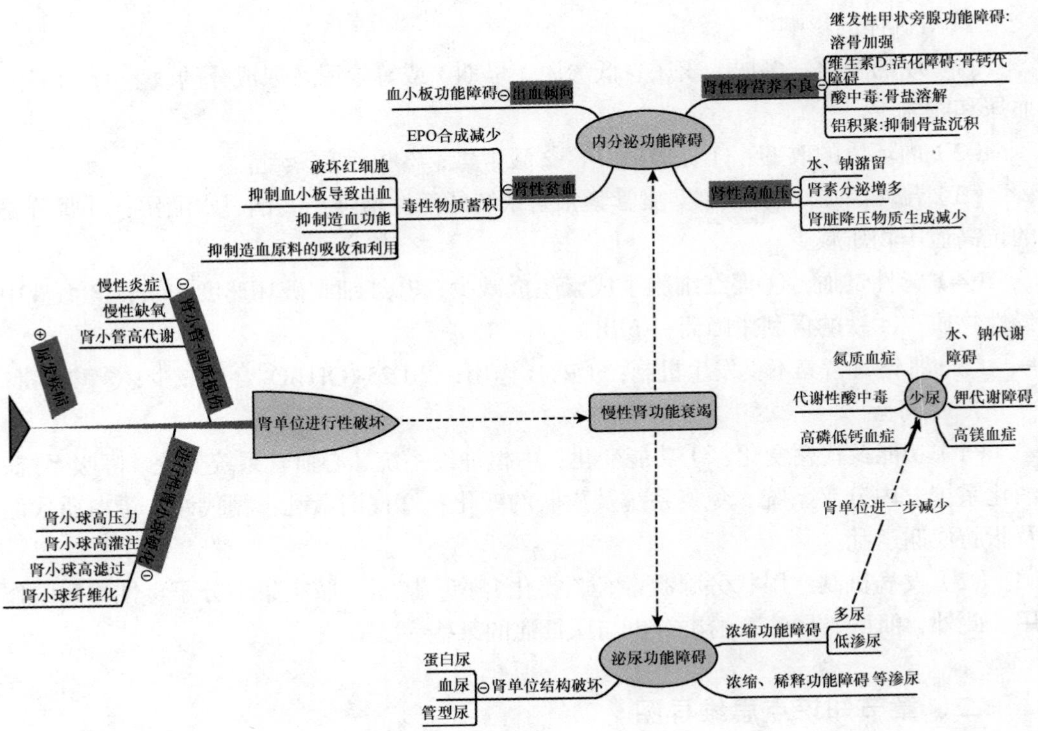

三、复习思考题

（一）单项选择题

【A 型题】

1. 有关急性肾功能衰竭的描述，下列哪一项是错误的
   A. 功能性肾功能衰竭尿钠含量显著少于肾小管坏死肾功能衰竭尿钠的含量
   B. 水潴留常超过钠潴留，故易发生稀释性低钠血症
   C. 高血钾是急性肾功能衰竭最危险的并发症
   D. 多尿期尿量增多可很快纠正少尿期造成的氮质血症
   E. 非少尿型急性肾功能衰竭发生率较低
2. 肾功能衰竭是指
   A. 发生氮质血症的各种疾病
   B. 尿中出现蛋白质、管型、红细胞和白细胞的病理过程
   C. 持续少尿、无尿的病理过程
   D. 肾脏泌尿与内分泌功能障碍引起内环境紊乱的病理过程
   E. 各种肾实质疾病引起的病理过程
3. 引起肾前性急性肾功能不全的病因是

A. 汞中毒 B. 急性肾炎 C. 肾血栓形成
D. 休克早期 E. 尿路梗阻

4. 关于急性肾小管坏死多尿期，下列哪项错误
A. 尿量超过 400 ml/24h B. 氮质血症和高钾血症立即被纠正
C. 可产生低钾血症 D. 可有脱水甚至休克
E. 患者抵抗力低下，易继发感染

5. 持续性肾缺血和肾毒素作用引起的急性肾功能衰竭，对肾损害的突出表现是
A. 肾血液循环障碍 B. 肾小球病变 C. 肾间质纤维化
D. 肾小管坏死 E. 肾小管阻塞

6. 肾功能不全的发生机制中原尿“漏回”是由于
A. 肾小管阻塞 B. 原尿流速过慢 C. 肾小管上皮细胞坏死脱落
D. 肾间质水肿 E. 肾小球滤过率下降

7. 判断肾功能不全程度的最可靠的指标是
A. NPN B. BUN C. 电解质紊乱情况
D. 代谢性酸中毒 E. 内生肌酐清除率

8. 急性肾功能不全少尿期，输入大量水分可导致
A. 低渗性脱水 B. 高渗性脱水 C. 等渗性脱水
D. 黏液性水肿 E. 水中毒

9. 慢性肾功能衰竭时，继发性 PTH 分泌过多的始动原因是
A. 低钙血症 B. 骨营养不良 C. $1,25\text{-(OH)}_2D_3$生成减少
D. 肠吸收钙减少 E. 高磷血症

10. 下列尿的变化指标中哪项表示慢性肾功能衰竭更严重
A. 夜尿增多 B. 尿蛋白阳性 C. 高渗尿
D. 低渗尿 E. 等渗尿

11. 慢性肾功能衰竭合并高钾血症主要是因为
A. 晚期大量肾单位破坏 B. 肾单位中原尿过多
C. 呕吐、腹泻 D. 长期用排钾利尿剂
E. 代谢性碱中毒

12. 少尿型急性肾功能衰竭少尿期中，对患者危害最大的变化是
A. 水中毒 B. 少尿 C. 高钾血症
D. 代谢性酸中毒 E. 氮质血症

13. 无尿的概念是指 24h 的尿量小于
A. 500ml B. 400ml C. 200ml D. 100ml E. 50ml

14. 判断少尿的标准是 24h 的尿量小于
A. 100ml B. 400ml C. 500ml D. 1000ml E. 1500ml

15. 引起肾后性肾功能不全的病因是
A. 急性肾小球肾炎 B. 汞中毒 C. 急性间质性肾炎
D. 输尿管结石 E. 肾结核
16. 慢性肾功能不全患者出现等渗尿标志着
A. 健存肾单位极度减少 B. 肾血流量明显降低
C. 肾小管重吸收钠减少 D. 肾小管泌钾减少
E. 肾小管浓缩和稀释功能丧失

【B 型题】

（17～22）
A. 肾前性急性肾功能衰竭 B. 肾性急性肾功能衰竭
C. 肾后性急性肾功能衰竭 D. 慢性肾功能衰竭
E. 肾功能改善
17. 休克早期能引起
18. 休克晚期能引起
19. 前列腺肥大能引起
20. 慢性肾盂肾炎能引起
21. 庆大霉素中毒能引起
22. 肌注升汞过量能引起

（二）多项选择题

1. 慢性肾功能衰竭时的贫血可能与哪些因素有关
A. 促红细胞生成素减少 B. 骨髓造血功能受抑制
C. 肠道对铁的吸收增多 D. 溶血 E. 出血
2. 急性肾功能衰竭时持续性肾缺血的可能机制有
A. 肾内肾素-血管紧张素增多 B. 肾内前列腺素增加
C. 肾内微血栓形成 D. 肾血管内皮细胞肿胀
E. 内皮素合成增加
3. 慢性肾功能衰竭时，钙磷代谢障碍表现为
A. 血磷升高 B. 血钙升高 C. 血钙降低
D. 血磷降低 E. 血钙血磷保持正常水平
4. 慢性肾功能衰竭时产生高血压的机制有
A. 水钠潴留 B. 抗利尿激素减少
C. 肾素-血管紧张素系统活性增强 D. 肾脏产生的前列腺素减少
E. 血中儿茶酚胺减少
5. 尿毒症时皮肤可出现

A. 瘙痒　B. 干燥、脱屑　C. 呈黄褐色
D. 尿素霜　E. 坏死

6. 尿毒症时心脏可出现
A. 心力衰竭　B. 心律失常　C. 心肌受损
D. 纤维素性心包炎　E. 心肌肥大

7. 慢性肾功能衰竭时出现多尿的原因是
A. 渗透性利尿　B. 肾小管上皮细胞对 ADH 的反应减弱
C. 肾脏浓缩尿的功能降低　D. 残存肾小球滤过率升高
E. 体内内生水产生过多

8. 早期慢性肾功能衰竭患者的排尿特点为
A. 少尿　B. 多尿　C. 夜尿　D. 等渗尿　E. 白天尿量增多

9. 慢性肾功能衰竭时反映肾浓缩和稀释功能障碍的指标为
A. 夜尿　B. 蛋白尿　C. 等渗尿　D. 低渗尿　E. 少尿

10. 肾前性急性肾功能衰竭常见的原因有
A. 前列腺肥大　B. 大失血　C. 急性汞中毒
D. 剧烈呕吐、腹泻　E. 肾小球肾炎

11. 肾性骨营养不良包括
A. 骨软化　B. 骨质疏松　C. 骨囊性纤维化
D. 肾性佝偻病　E. 纤维性骨炎

（三）判断题

1. 应用氨基糖苷类抗生素易导致肾性急型肾功能衰竭。(　　)
2. 氮质血症是指血中尿素、肌酐、尿酸等非蛋白质含氮化合物含量升高。(　　)
3. 慢性肾功能衰竭时发生肾性骨营养不良，发生机制与慢性肾功能衰竭时出现的高钙血症、低磷血症、PTH 分泌增多、1,25-$(OH)_2D_3$形成增多等有关。(　　)
4. 肾脏可以分泌肾素、促红细胞生成素和甲状旁腺激素。(　　)
5. 原尿回漏时原尿可经受损的肾小管壁处返漏入周围肾实质，引起肾实质水肿。(　　)
6. 失血性休克早期少尿为器质性肾功能衰竭所致。(　　)
7. 健存肾单位分泌的抗高血压物质日益减少，是肾性高血压的发病机制之一。(　　)
8. 急性肾功能衰竭少尿期内应严格控制输液速度和输液量。(　　)
9. 在有效循环血量减少时，肾是最早受影响的器官，此时肾灌注压下降。(　　)

（四）问答题

1. 简述急性肾功能衰竭多尿期发生多尿的机制。

2. 简述急性肾功能衰竭少尿期机体的变化。

3. 患者，女，32岁，患慢性肾小球肾炎10余年。近年来，尿量增多，夜间尤甚。本次因妊娠反应严重，呕吐频繁，进食困难而急诊入院。入院检查，血清[K^+] 3.6 mmol/L，内生性肌酐消除率为正常值的24%，pH 7.39，$PaCO_2$ 5.9 kPa（43.8 mmHg），HCO_3^- 26.3 mmol/L，Na^+ 142 mmol/L，Cl^- 96.5 mmol/L。试分析该患者有无肾功能衰竭、酸碱平衡和钾代谢紊乱？判断依据是什么？

四、复习思考题参考答案及解析

（一）单项选择题

【A型题】

1. [答案] D

[题解] 多尿期早期，由于肾功能尚未彻底恢复，尽管有多尿，氮质血症并不能立即得到改善。

2. [答案] D

[题解] 根据肾脏的功能和肾功能衰竭的定义，不难判断出D为正确答案。

3. [答案] D

[题解] 休克早期，由于失血有效循环血量减少和肾血管强烈收缩，肾血液灌流量和GFR显著降低，出现尿量减少和氮质血症等，但肾小管功能正常，肾未发生器质性病变，故称为功能性急性肾功能衰竭。

4. [答案] B

[题解] 多尿期早期，由于肾功能尚未彻底恢复，氮质血症、高钾血症和酸中毒并不能立即得到改善。

5. [答案] D

6. [答案] C

[题解] 持续肾缺血和肾毒素作用可导致急性肾小管坏死，而引起急性肾功能衰竭。持续肾缺血和肾毒物，使肾小管上皮细胞变性坏死、脱落，原尿经受损肾小管壁处返漏入周围肾间质，除直接造成尿量减少外，还引起肾间质水肿压迫肾小管，囊内压升高，GFR减少，出现少尿，发生急性肾功能衰竭。

7. [答案] E

[题解] 内生肌酐是由体内肌酸分解而来，生成量恒定，不受食物影响，肌酐分子量小，可以自由通过肾小球，而且又极少被肾小管吸收和排泄。血清肌酐浓度的正常

值是 53～132μmol/L（0.6～1.5mg/dL），肾功能减退时，血清肌酐浓度升高，升高的程度与 GFR 减少量呈反比关系，所以临床上用每分钟内生肌酐清除率反映肾小球滤过功能。

8. [答案]　E

[题解]　急性肾功能衰竭时，因少尿、分解代谢所致内生水增多，摄入水过多等原因，导致体内钠水潴留，稀释性低钠血症和细胞水肿，即水中毒。

9. [答案]　A

[题解]　慢性肾功能衰竭时由于健康肾单位减少，GFR 降低，磷排出减少，血磷升高，引起血清钙浓度下降，进而导致 PTH 的释放，造成肾性骨病和皮肤瘙痒等一系列临床症状。

10. [答案]　E

[题解]　慢性肾功能衰竭早期肾浓缩功能降低而稀释功能正常，因此出现低比重尿，随病情加重，肾脏稀释功能亦障碍，使经尿渗透压接近血浆，尿比重常固定在 1.008～1.012，称为等渗尿，表示肾功能衰竭更严重。

11. [答案]　A

[题解]　肾单位中原尿过多，呕吐腹泻，长期用排钾利尿剂及代谢性碱中毒，均可引起低钾血症。唯有晚期大量肾单位破坏，肾脏排钾减少才会出现高钾血症。

12. [答案]　C

[题解]　高钾血症是急性肾功能衰竭最危险的并发症，其原因为：①尿排钾减少。②组织损伤和分解代谢增强，钾释放到细胞外液。③酸中毒。④低钠血症，远端小管钠钾交换减少。⑤输入库存血或食入含钾量高的食物或药物等。

13. [答案]　D

14. [答案]　B

15. [答案]　D

[题解]　肾后性急性肾功能衰竭是指由于下泌尿道（从肾质到尿道口）的堵塞引起的急性肾功能衰竭。常见于双侧尿路结石，盆腔肿瘤和前列腺肥大，前列腺癌等。

16. [答案]　E

[题解]　慢性肾功能衰竭晚期，肾小管浓缩和稀释功能明显障碍，患者排等渗尿。

【B 型题】

17. [答案]　A

[题解]　休克早期肾脏并未发生器质性病变，肾小管功能尚正常。

18. [答案]　B

[题解]　休克晚期发生持续肾缺血而引起肾小管坏死。

19. [答案]　C

[题解]　前列腺肥大可引起尿路梗阻，逆行引起管内压（囊内压）升高，使肾小球

有效滤过压下降导致 GFR 降低，故可引起肾后性急性肾功能衰竭。

20. [答案] D

[题解] 慢性肾盂肾炎是慢性肾实质疾患，可造成肾单位进行性丧失，故可引起慢性肾功能衰竭。

21. [答案] B

[题解] 庆大霉素中毒能引起肾小管变性坏死，故可引起肾性急性肾功能衰竭。

22. [答案] B

[题解] 肌注升汞过量能引起肾小管变性坏死，故可导致肾性急性肾功能衰竭。

（二）多项选择题

1. [答案] ABDE

2. [答案] ACDE

[题解] 血管紧张素和内皮素均有缩血管作用，微血栓形成可阻塞血流，血管内皮细胞肿胀可使血管内径缩小，这些都可导致持续性肾缺血。前列腺素可扩张血管，其增加显然不会引起肾缺血。

3. [答案] AC

[题解] 慢性肾功能衰竭早期，由于 GFR 降低，肾排磷减少，血磷升高，同时出现低钙血症，其原因：①血浆钙磷乘积为一常数。②肾功能减退，1.25～$(OH)_2D_3$ 生成不足，肠吸收钙减少。③血磷升高刺激甲状腺细胞分泌降钙素，抑制肠道吸收钙。④体内毒性物质影响肠道黏膜对钙的吸收。

4. [答案] ACD

[题解] 抗利尿激素减少会使尿量增加，使血管内血容量减少；儿茶酚胺可缩血管，其减少会使外周阻力下降。故 B、E 可排除在正确答案之外。余 3 项均与慢性肾功能衰竭时产生高血压有关。

5. [答案] ABCD

[题解] 尿毒症患者易出现皮肤瘙痒、干燥、脱屑和颜色改变等。①瘙痒可能与毒性物质刺激皮肤感觉神经末梢及继发性甲状腺功能亢进所致皮肤钙沉积有关。②尿素随汗液排出，在汗腺开口处形成的细小白色结晶，成为尿素。

6. [答案] ABCDE

7. [答案] ACD

[题解] ①由于肾单位大量被破坏，肾血流集中在健康肾单位，使其 GFR 增高，原尿生成增多，流经肾小管时流速增快，肾小管来不及重吸收。②渗透性利尿，健康肾单位滤出原尿中溶质（如尿素）含量代偿性增高，产生渗透性利尿。③尿浓缩功能障碍，肾小管髓袢血管少，易受损，由于 Cl^- 主动重吸收减少，使髓质高渗环境形成障碍。

8. [答案]　BC

[题解]　①多尿是指成人 24h 尿量超过 2000ml，称为多尿，机制见“8 题”。②夜尿，指正常成人每日尿量约为 1500ml，夜间尿量只占 1/3。夜尿是指患者夜间排尿增多，甚至超过白天尿量。

9. [答案]　CD

[题解]　①慢性肾功能衰竭早期，肾浓缩功能障碍，稀释功能正常，排低比重尿或低渗尿。②慢性肾功能衰竭完全，肾浓缩与稀释功能均发生障碍，尿渗透压接近于血浆，尿比重较固定，成为等渗尿。

10. [答案]　BD

[题解]　见于各型休克早期，由于失血、剧烈呕吐、腹泻导致脱水，使其有效循环血量减少和肾血管强烈收缩，肾血液流量和 GFR 显著降低，出现少尿和氮质血症等。

11. [答案]　ABCDE

[题解]　肾性骨营养不良是慢性肾功能衰竭，尤其是尿毒症的严重并发症，亦称肾性骨病，包括儿童的佝偻病和成人的骨质软化，纤维性骨炎、骨质疏松、骨囊性纤维化，其发病机制与慢性肾功能衰竭时出现的高磷血症、低钙血症、PTH 分泌增多、$1,25\text{-}(OH)_2D_3$形成减少、胶原蛋白代谢障碍及酸中毒等有关。

（三）判断题

1. [答案]　√　2. [答案]　√　3. [答案]　×　4. [答案]　×　5. [答案]　×
6. [答案]　×　7. [答案]　√　8. [答案]　√　9. [答案]　√

（四）问答题

1. [答题要点]　尿量增加到 400ml/d 以上时，表示已进入多尿期，说明肾小管上皮细胞已有再生，病情趋向好转。多尿机制为：

①肾血流量和肾小球滤过功能恢复正常。②新生肾小管上皮细胞功能尚不成熟，钠、水重吸收功能低下。③肾间质水肿消退，肾小管内管型被冲走，阻塞解除。④渗透性利尿。

2. [答题要点]

（1）尿变化：①少尿或无尿；②低比重尿；③尿钠浓度高，肾小管对钠的重吸收障碍；④血尿、蛋白尿、管型尿。

（2）水中毒：因少尿，内生水增多，摄入水过多等，体内水潴留，导致稀释性低钠血症和细胞水肿。

（3）高钾血症：少尿期致死的原因。其原因为：①K^+排出减少；②组织损伤和分解代谢增强，K^+释放到细胞外液；③酸中毒；④低钠血症，使远端小管钾钠交换减少；⑤输入或食入含钾量高的食物或药物等。

（4）代谢性酸中毒：①固定酸排出减少；②肾小管滤 H^+泌 NH_3 减少，重吸收 $NaCO_3$ 减少；③分解代谢增强，固定酸产生增多。

（5）氮质血症：血中尿素、肌苷、尿酸等非蛋白氮含量升高，严重时可出现尿毒症。

3. [答题要点]

（1）该患者有肾功能衰竭：根据其有长期慢性肾炎病史，近年又出现多尿和夜尿等慢性肾功能衰竭的临床表现，尤其患者的内生肌酐消除率仅为正常值的 24%，可见已发生肾功能衰竭。

（2）该患者发生混合型酸碱平衡紊乱：表面上看，该患者似乎没有酸碱平衡紊乱，因为其 pH 在正常范围。但根据其有慢性肾炎病史，已发生肾功能衰竭，可导致体内有机酸的排泄减少而发生代谢性酸中毒。该患 AG=［Na^+］–［HCO_3^-］+［Cl^-］=142–（26.3+96.5）=17.2 mmol/L（＞14mmol/L），提示发生了 AG 增大型代谢性酸中毒。该患又有呕吐病史，加之有 $PaCO_2$ 的继发性升高，可考虑有代谢性碱中毒。由于这两种酸碱平衡紊乱其 pH 变化的趋势相反，互相抵消，故 pH 处在正常范围，但确是发生了混合型酸碱平衡紊乱。

（3）该患者发生 K^+代谢紊乱（缺 K^+）：粗看该患者似乎没有 K^+代谢紊乱，因为血清[K^+]为 3.6 mmol/L，在正常值范围内。但是，患者进食困难导致 K^+的摄入减少，频繁呕吐又导致 K^+的丢失过多，碱中毒又可加重低钾血症的发生。之所以血钾浓度降低不明显，是由于同时发生的酸中毒造成的假象。